中医外科常见疾病

外治疗法

邓卫芳 编著

中国健康传媒集团
中国医药科技出版社 ·北京

内容提要

本书以中医外科常见疾病的外治疗法为核心，分为总论和各论两部分。总论介绍中医外科外治疗法的理论基础，包括中医外科学的起源、发展、应用原则以及各类疾病的外治方法。各论则针对疮疡疾病、乳腺疾病、肛肠疾病、周围血管病等常见疾病，详细阐述其病因、症状、诊断以及具体的外治疗法，包括同一疾病不同证型的外用药物处方、制法，以及非药物疗法的具体操作步骤。本书内容丰富，实用性强，既适合中医外科临床医生和研究人员作为工具书使用，也适合中医院校师生及中医药爱好者参阅。

图书在版编目（CIP）数据

中医外科常见疾病外治疗法 / 邓卫芳编著. -- 北京：
中国医药科技出版社，2025.8. -- ISBN 978-7-5214
-5318-8

Ⅰ. R244

中国国家版本馆 CIP 数据核字第 20258JF940 号

美术编辑　陈君杞
版式设计　南博文化

出版　**中国健康传媒集团** | 中国医药科技出版社
地址　北京市海淀区文慧园北路甲 22 号
邮编　100082
电话　发行：010-62227427　邮购：010-62236938
网址　www.cmstp.com
规格　880 × 1230mm $\frac{1}{32}$
印张　5 $\frac{7}{8}$
字数　169 千字
版次　2025 年 8 月第 1 版
印次　2025 年 8 月第 1 次印刷
印刷　北京盛通印刷股份有限公司
经销　全国各地新华书店
书号　ISBN 978-7-5214-5318-8
定价　**35.00 元**

获取新书信息、投稿、为图书纠错，请扫码联系我们。

前　言

　　中医外治疗法是指采用药物、手法、物理等方式作用于人体体表或病灶局部，以达到治疗外科常见疾病目的的治疗方法。它包括了贴敷疗法、熏洗疗法、推拿疗法、针灸疗法、拔罐疗法等多种形式，通过刺激人体的经络、穴位或直接作用于病变部位，调节人体的生理功能，改善局部血液循环，达到消肿止痛、活血化瘀、祛腐生肌等治疗效果。

　　当今社会，外科疾病的发病率居高不下，给患者的身体健康和生活质量带来了严重影响。常规的外科治疗手段如手术、药物等，虽然在很多情况下能起到较好的治疗效果，但也存在一定的局限性，如手术创伤较大、药物副作用明显等。而中医外治疗法作为一种历史悠久、疗效确切的治疗方式，在外科常见疾病的治疗中展现出了独特的优势。然而，目前外治疗法的传承和应用存在诸多问题，相关的理论研究和临床实践缺乏系统的梳理和总结，这在一定程度上限制了外治疗法的推广和发展。基于此，笔者编写了这本《中医外科常见疾病外治疗法》。

　　本书对历代医家关于中医外科疾病外治疗法的经验进行了总结和提炼，结合现代西医学的研究成果，丰富和完善了外科治疗的理论体系，为外治疗法的进一步研究和发展奠定了基础。书中所介绍的外治疗法操作简便、副作用小，能够为临床治疗提供更多的选择，有助于提高治疗的安全性和有效性，减轻患者的痛苦。此外，外治疗法是我国传统医学的重要组成部分，本书的编写也是对传统医学文化的传承和弘扬，有利于推动中西医结合治疗外科疾病的发展。

本书的结构安排力求科学合理、条理清晰。全书共分为九个章节，第一章主要介绍中医外治疗法的起源和发展概况，第二章介绍中医外治疗法应用原则，第三章介绍中医外科常用的药物外治法和非药物外治疗法。第四章至第九章分别针对外科常见的疮疡疾病、乳腺疾病、肛肠疾病、周围血管病、男性疾病及其他疾病，详细阐述每个疾病的病因病机、临床表现以及相应的外治疗法，包括具体的处方、操作方法、适应证等内容。

从事外科临床工作多年，笔者深刻体会到中医外治疗法在外科疾病治疗中的重要作用。在临床实践中，许多患者通过外治疗法获得了满意的治疗效果，减轻了疾病带来的痛苦。然而，与此同时，笔者也发现外治疗法的应用存在不规范、不系统的问题，很多有价值的治疗经验未能得到很好的传承和推广。因此，编写一本系统、规范的外治疗法专著一直是笔者心愿。在本书的编写过程中，笔者查阅了大量的古今文献，结合了多年的临床经验，经过反复的修改和完善，终于完成了这本著作。在这个过程中，笔者深深感受到了外治疗法的博大精深，也更加坚定了传承和发展外治疗法的信念。希望本书能够为中医外治疗法的推广和应用贡献一份力量，为广大患者带来更多的福祉。

另外需说明的是，文中涉及"象皮"等保护动物类药物者，临床应用时请使用相关替代品。外科疾病治疗方中常用到有毒药物，临床应用时请在专业人士指导下使用、制备。

最后，感谢在本书编写过程中给予笔者支持和帮助的各位同仁，由于水平所限，书中难免存在不足之处，恳请专家、学者批评指正。

邓卫芳

2025年5月

目 录

总 论

各 论

总　论

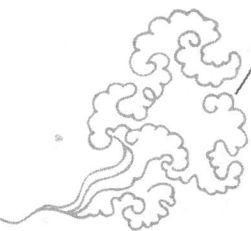

第一章　中医外科外治疗法
起源及发展概况

中医学有着数千年的发展历程，至今已形成了一套完整且独特的理论和治疗体系，在整个治疗体系中，中医外治疗法占据着举足轻重的地位。它通过体表给药、针灸、推拿等多种方式作用于人体，以达到治疗疾病、预防保健的目的。随着现代医学的逐渐发展以及人们对健康需求的不断提高，中医外治疗法的优势和价值愈发凸显，在继承传统的基础上不断创新发展，逐渐形成了包括针灸、推拿、拔罐、中药外敷、熏蒸、中药离子导入等多种丰富多样的治疗手段，使中医外治法更加有效安全，为保障中华民族的健康发挥了重要作用。

一、起源

中医外治疗法的历史可追溯至远古时代。原始人类在日常的生活实践中，偶然间发现用树叶、草茎等外敷伤口，能够缓解疼痛，促进伤口愈合，这便是中医外治疗法的最初雏形。随着人类文明的不断进步，人们逐渐掌握了利用砭石刺破痈肿、排脓放血的方法，这不仅是早期的外科手术手段，更是中医外治疗法的重要起源之一。

在古代，人们还会通过热熨、按摩等方式来缓解身体不适。例如，当身体遭受寒邪侵袭或出现肌肉疼痛时，用烧热的石头或土块进行局部热熨，便能起到温通经络、散寒止痛的效果。按摩则是通过特定手法作用于人体体表的相应部位，从而调整身体功能，达到缓解疼痛的目的。这些简单实用的外治疗法，是古人在长期生活和劳动中积累的宝贵经验，为中医外治疗法的形成奠定了坚实基础。

二、发展

（一）先秦时期

先秦时期，中医理论开始萌芽，外治疗法也取得了进一步发展。1973年出土的马王堆《五十二病方》是我国迄今为止发现最早的临床医学文献，外科内容最多，有感染、外伤、冻伤、烧伤、破伤风、诸虫咬伤、痔漏、肿瘤、皮肤病等38种之多。书中已认识到疥疮有虫，并科学地使用雄黄、水银进行治疗，这是世界医学史上使用汞剂治疗皮肤病的最早记录。在治疗痔漏病方面，载有精巧的手术方法，如"牝痔，有赢肉出，或如鼠乳状，末大本小，有空（孔）其中……疾久（灸）热，把其本小者而盘（鏊）绝之"，是对痔核脱出或直肠息肉根蒂小者，先烧灼后结扎折断的治疗方法；"牝痔居窍旁……以小角角之……絜以小绳，剖以刀"，是对血栓痔先拔火罐（角法）使痔内容物突出，再用绳结扎使局部血运阻断不再出血，最后用刀剥离已形成的血栓之治疗方法；还载有以古代探针"滑夏铤"徐徐插入牝痔瘘道，并有意识地搔爬使之出血，破坏瘘管壁组织造成新鲜创面以促进愈合，然后在地面挖一深半尺、广三寸的坑，覆盖布，置药生烟，令患者坐下以药烟熏，使药物渗入瘘管壁而更易取效的痔漏搔爬术综合疗法。这些治疗方法，在世界医学史上也居领先地位，并开中医痔漏手术疗法的先河。《五十二病方》还载有用酒剂止痛和消毒的资料，如对犬咬伤"令人以酒财（裁）沃（浇）其伤"有止痛作用，能促进伤口早日愈合，这当是酒剂外用的最早记载，至今临床上应用酒剂进行外治仍颇为普遍。对于其他外治法，还有药物外敷法、清洗创伤法、药浴及熨、砭、灸、角、熏、摩等多种。从这些丰富的实践经验中得知，古人早已初步掌握了这些外治法的应用方法及注意事项，如"烂疽……（傅）乐（药）前洒以温水""毋（以）手操疗"，就强调要先用温水清创，并提醒医者不要用手直接接触伤口。再比如，针对皮肤疾病，书中采用外敷草药的方式进行治疗；对于关节疼痛等病症，则运用药浴的方法治疗，这些都是最早外治疗法的雏形。

（二）秦汉时期

《黄帝内经》(简称《内经》)的问世，标志着中医理论体系初步形成，也为中医外治疗法的发展提供了理论依据。《内经》提出"内者内治，外者外治"的原则，强调根据疾病的部位和性质选择适宜的治疗方法。同时，书中对痈疽有了较深入的论述，介绍了针、砭、敷、摩、截趾术、熏洗等多种外治方法，并用"豕膏"外敷治疗某些外科病，开创了现代膏药之先河。书中提到可以通过艾草燃烧产生的温热刺激来治疗疾病，具有温阳散寒、通络止痛等功效；针刺则是运用金属针具刺入人体穴位，以调节人体气血和脏腑功能的治病方式。这一时期，中医外治疗法在理论和实践方面均取得了显著进展。我们的祖先表现出了高度的聪明和智慧水平，创造了多种多样的外治方法，并在医疗实践中不断地充实完善，其中不少外治法保持了世界先进水平。

（三）魏晋南北朝时期

魏晋南北朝时期，中医外治疗法得到了进一步的丰富和发展。

晋朝时，蜡疗法、泥疗法开始用于外科临床。《肘后备急方》说："犬咬疮发，以蜡灸熔，灌入疮中。"又"用猪膏和白善土，傅代指"。到唐宋之间，泥疗法、蜡疗法更趋普遍。

晋末出现了我国现存第一部外科专著——《刘涓子鬼遗方》。全书共收151方，其中外治膏方有79方，薄贴有6方，还开始用水银膏治疗皮肤病，并有切开排脓法等，这些都很有实用价值。如"痈大坚者，未有脓，半坚薄，半有脓，当上薄者，都有脓，便可破之"，是以硬度辨脓；"候手按之，若随手起便是脓熟"则为中医外科"应指"辨脓的方法。其开刀排脓的处理方法，至今也为外科临床所遵循，如"所破之法，应在下，逆上破之，令脓得易出"。书中火针的运用，也是决脓术的一大发展。

葛洪的《肘后备急方》对外治法也有很大的贡献。其中提出用狂犬脑外敷伤口治疗狂犬病的方法，开免疫疗法的先河；有对各种原因引起的创伤及脓肿有用酒洗、醋水洗、"黄柏洗之"等的清洗疮口方法；并有辨证施治的指导思想，如"若是热，即取黄柏、黄芩一两切作汤洗之""若有息肉脱出，以苦酒三升，渍乌喙（乌头）五枚三日以洗之"；对疮口出血提出采用压迫止血、烧灼止血、外敷药物止血等方法。该书记载了大量中医外用膏药，如续断膏、丹参膏、雄黄膏、五毒神膏等，并说明了具体制法。

从《肘后备急方》一书中我们可以看出，这一时期的外科学比秦汉时期有了较大的发展，主要表现为对外科疾病的认识更为深刻而具体。在继承前代灸法、摩法、熨法、熏法及药物外敷等外治法的基础上，普遍运用了清洗疮口、脓肿引流等措施，创造出内外并治的各种方法，研究出了一批行之有效的药物、膏药及方剂。

（四）隋唐时期

隋唐时期是中医发展的鼎盛阶段，中医外治疗法在理论和实践上也达到了新的高度。孙思邈的《备急千金要方》和《千金翼方》收录了大量外治疗法和外用方剂。这些方剂涵盖内、外、妇、儿等多个领域的疾病，治疗方法包括贴敷、熏洗、灌肠等。例如，对于痈疽疮疡等疾病，运用清热解毒、活血化瘀的外用药物进行贴敷治疗；对于肠道疾病，则运用灌肠的方法。书中还记载了大量简便易行的外治疗法，如用葱管导尿治疗小便不通等。此外，书中还介绍了一些外用药物的制作方法和实践经验，为中医外治疗法的推广和运用做出了重大贡献。与此同时，这一时期的按摩疗法也有了较大发展，出现了许多关于按摩的专著，并对按摩这一外治疗法进行了详细阐释。

（五）宋金元时期

宋金元时期，中医外治疗法在理论和实践上均实现了新的突破。在理论方面，医家深入探讨了中医外治疗法的作用机制，提出了一些新的理论观点，在病机分析上重视整体与局部的关系，治疗上注重扶正与祛邪相结合、内治与外治相结合。《太平圣惠方》有结扎疗法的记载："用蜘蛛丝缠系痔，不觉自落。"其他如用砒剂治疗痔疮、用蟾酥酒止痛、用烧灼法止血、消毒手术器械等都是宋代的新经验。膏剂发展到这个时期，制法和应用都日渐完善，如现代外科名膏生肌玉红膏、润肌膏等和《太平惠民和剂局方》中的当归神效膏具有一定渊源。

《卫济宝书》专论痈疽，"于药物之修制，针灸之利害，抉摘无遗"，并首先提出了在疮口中"以油捻塞之"。其后《疮疡经验全书》说："取出刀，再燃棉纸条，润油度之，使脓水会齐，半日抽出，则脓水易干。"这与现代的烟卷引流法相似，至今仍为中医外科临床常用。

《集验背疽方》在陈无择蒜灸的基础上，创造了以大蒜、淡豆豉、乳香作饼，上辅艾灸之法。这种灸法，能迅速促使气血运行而使痈疽早期消散。

陈自明《外科精要》强调外证与脏腑的密切关系，对灸法进行了深入探讨，指出"凡治痈疽发背疔疮，不痛者，必灸使痛；痛者，必灸使不痛"。提出了痈疽脓成用替针丸而疮口自开的外治代刀法，至今仍是临证上对畏针刀、体虚患者有效的排脓之法。

从此之后，外治法形成了理论和实践互相结合的一套完整的外科不可缺少的治疗大法。这个时期，外科各种外治方法已基本完备，砭法、针法、灸法、洗法、引流法、切开法、外敷膏药法、药物腐蚀法等都广泛地运用于外科疾患，现代临床上使用的各种外治法，大都可在这一时期找到源流。

（六）明清时期

明清时期，中医外治疗法趋于成熟，中医外科得到较全面的发展，不但许多外科专著问世，而且有关外科外治法的内容较前大为丰富和充实。吴师机的《理瀹骈文》是中医外治疗法的集大成之作。该书系统总结了中医外治疗法的理论和实践经验，提出"外治之理，即内治之理；外治之药，亦即内治之药，所异者法耳"的著名论断，强调了中医外治疗法与内治疗法在理论和用药上的一致性，只是治疗方法有所不同。书中详细介绍了各种外治疗法的应用范围、操作方法和注意事项，为临床运用中医外治疗法提供了重要指导。此外，这一时期中医外科发展显著，出现了陈实功、王洪绪及其著作《外科正宗》《外科证治全生集》等诸多著名外科医家和专著，这些医家的著作对外科疾病的诊断和治疗进行了详细阐述。

陈实功所著的《外科正宗》是一部很有代表性的外科名著，在外治和手术方面尤为突出。他认为用腐蚀药品或针刀法除去坏死组织，放通脓管，使毒外泄是"开户逐贼"。他说："凡欲消疮，先断根本，次泄毒气，使毒自衰，无碍内功为妙。"书中载有14种手术方法，如治疗鼻痔的医疗工具，与近代的鼻息肉绞断器基本相同。其他如下颌关节复位术、喉颈吻合术，在书中有"初刻时，气未绝，身未冷，急用丝绒缝合刀口"的记载，还有指关节离断术、腹腔穿刺排脓术等都有实用价值。他倡导的脓成切开，位置宜下，切口宜当；腐肉不脱则割，肉芽过长则减，至今临床仍然如此。他提出换药应"净几明窗"，冲洗疮口注意卫生，可见现代无菌观点隐约其中。陈氏创制的神灯照法，用于疮痈欲消不消、欲脓不脓的病变阶段，确有实用价值。此外，他在进行外治时还用竹筒吸脓汁，用枯痔散、挂线法等治疗痔疮，用火针、枯瘤法等治疗瘰疬、肿瘤。这些都说明他不但在理论上重视外治，而且在外治技术上也是有所成就的，对外治法的发展确有贡献。

王洪绪创制阳和解凝膏，对阴证疮疡确有明显疗效，成为外治法中温通化阳的代表，至今仍应用于临床。

这一时期的外科外治法，更重视局部与整体的关系，普遍运用辨证施治原则，更注意外治与内治的结合，内治外治并举。在药物外治方面，也取得了前所未有的成就，并从实践与理论结合上得到较为全面的论述。

三、近现代发展

民国时期，中医外科继续在继承与发展中稳步前行。张山雷所著《疡科纲要》可谓此时期的代表性著作，他认为中医外科治疗痈疡具有"未成可消，已溃可敛，退毒固毒，散肿化坚，拔毒止痛，祛腐生新"的作用。丁甘仁对外科皮肤疮疡病症有丰富经验，对膏丹、丸散、药线等多种治疗手段均有涉猎，尤以大红膏著名，临床疗效显著。此外，他还常采用古法"火针"穿刺脓疡，排出脓血，用以代替外科手术刀。四川射洪县文琢之继承名医释灵溪大师治疗外科病及杂症的经验，对黑膏药、红升丹等各种膏丹丸散的制作技术进行了传承和发展。江西修水余世高自制的"黄狗膏药"，主治痈疽疮疖及无名肿毒。另外，民国时期中医外科受到了西医外科的强烈冲击，中西医汇通日渐成为医学界的趋势。余无言所著《实用混合外科学总论》、汪洋所著《中西外科学讲义》都是此时期的代表著作。中医外科在保留自身特色的基础上，吸纳西方科技的新理念、新方法，走上了开放式发展道路。

1949年以后，随着西医学的发展，中医外治疗法面临着新的机遇与挑战。一方面，现代科学技术为中医外治疗法的研究和发展提供了新的手段和方法，使人们对其作用机制有了更深入的认识。例如，通过现代实验研究发现，艾灸能够调节人体免疫系统、改善血液循环；针刺可以调节神经内分泌系统、缓解疼痛等。另一方面，中医外治疗法不断吸收现代医学的先进技术和理念，进行创新发展。比如，将现代物理治疗技术与中医外治疗法相结合，开发出中药离子导入、中药超声雾化等新的治疗方法；并将中医外治疗法应用于康复医学领域，取得了良好疗效。

随着中医药及西医学科学技术的复苏与发展，中医外科学进入了一个新的历史发展时期。队伍建设、人才培养、科学研究、专科专病建设等，均取得了可喜的成就。中华中医药学会外科分会及疮疡、皮肤、肿瘤、周围血管病、肛肠病、乳腺病、泌尿男性病、急腹症等专业委员会的成立，为广泛开展中医外科学术交流，促进中医外科各专业学科的繁荣创造了条件。各个专业学科都有自己非常有特色的中医治疗手段，在医疗保健、防病治病方面也有非常深刻的影响。中医外治疗法在前人经验总结的基础上，吸收了现代科学技术的创新成果，如上海龙华医院中医外科在顾云岩、顾筱岩、顾伯华等人带领下创制的拖线疗法和中药滴灌介入法，对于各类复杂性窦道及瘘管疗效显著。北京中医医院中医外科在赵炳南、房芝萱、王玉章等名老中医带领下，研制了朱红膏纱条、烫伤I号纱条、铁箍散软膏等，运用蚕食清创法、溻渍法治疗糖尿病足、下肢溃疡等疗效显著。广东省中医院禤国维创建了岭南皮肤病学流派，并系统总结和发展了中医皮肤病外治法，该院乳腺科在林毅教授的带领下，研发生产消癖酊、复康灵、生肌膏、土黄连液、提脓药捻、四黄膏、金黄膏等14种制剂。天津以津沽中医外科为依托，在中药促进溃疡愈合研究方面提出了"腐去肌生，肌平皮长，给邪出路"的学术思想，对生肌象皮膏机制研究、糖尿病血管病变机制研究等多有阐发。南京市中西医结合医院外科以瘰病和骨痨为专科特色，拟定了"外治八法"，即贴敷消散法、祛腐拔管法、提脓生新法、平胬通络法、生肌收口法、微波照射法、超声药物透入法、中药熏蒸法，院内制剂有瘰疬宁、泽及流浸膏、I号丹、Ⅱ号丹、灰黄散等，广泛应用于结核性窦道、慢性疮疡等，受到患者们一致好评。由此可见，中医外治疗法在临床应用中得到了广泛认可和推广。许多医院为此专门开设了中医外治专科，运用中医外治疗法治疗颈椎病、腰椎间盘突出症、关节炎、面瘫、失眠等多种疾病，疗效显著。此外，中医外治疗法在预防保健、康复护理等方面也发挥着重要作用，深受广大患者欢迎。

综上所述，中医外治疗法起源于远古，历经数千年发展，形成了完整的理论和实践体系。在不同历史时期，中医外治疗法都展现出独特的发展特点和成就，为中华民族的健康和繁衍做出了重要贡献。在现代医学飞速发展的当下，中医外治疗法依然具有强大的生命力和广阔的发展前景，我们应继承和发扬这一宝贵的医学遗产，使其在现代医学中发挥更大作用。

第二章 中医外科外治疗法的应用原则

中医外科外治疗法的应用很广泛，临床上出现的所有外部病理表现都可以用外治法来治疗，或控制各种症状。外科外治法的应用原则和临床各科一样，都要遵循正治、反治、治标、治本等原则。由于外科有其特殊性，在外治时还需要遵循辨证用药、内外合治、腐收三原则。

一、辨证用药原则

辨证论治是中医药学的基本治疗原则，外科外治也不例外。历代医家对外科病症的命名虽不尽相同，对其症状的描述也有详略之异，但是辨证原则却是一致的。这就必须结合整体情况，以阴阳为总纲，从病因和病机着手，分辨病位、病形及各种症状与病程等。外科辨证的要点在于：认准阴阳、表里、虚实、寒热，辨明气血、脏腑、经络，识别顺逆善恶，分清初、中、末阶段，从而进行选方、用药施治。

外治法的给药部位主要是机体体表或某一局部。虽然局部与体表用药可以被吸收而作用于全身，并由此引起机体内部的调整，但药物的局部作用仍然是其发挥作用的主要方面，其立法、选方、用药与内治法有相同之处，但也有不同于内治法的特殊一面。例如，内治方剂可因人、因时、因地加减变化以适应临证变化，但外治方剂则不可能在已经配制好的膏剂中加减用药，最多不过加掺药罢了；也很难在已经制备好的丸、散、丹、捻、酊等制剂中增减药物。外治用药常常是医者事先配制好药剂，再施用到具体的患者身上，不像内服汤剂可以临时按方配药，故外治疗法具有可制备常用药剂以适应临床所需的特点。外治方药虽然多种多样，但大多数外科医生只能配备常用的十余种药剂来解决临证时的各种外科疾患，故在掌握好审因辨证等原则的前提下，又一关键因素就是得讲究方药的制备。一般要求制备的外用药剂作用应较为全面、功能比较广泛、疗效可靠、副作用少，因而，外治很讲究方效、药灵，需屡用屡效。制备方法也非常讲究。外治法的辨证施治必须在中医基础理论的指导下进行，同时又必须掌握好具体的外治方药的功用、制法等具体特性，这是外治用药的又一特点。

（一）外治方法的选择

中医外科外治疗法多种多样，在具体应用时，还须根据患者的情况，选择适宜的外治方法。比如同是瘘管，根据部位不同、深浅各异有挂线、切开、药捻腐蚀等方法可供选择。肛瘘、乳房瘘管，常用挂线疗法；常见的痈疽脓疡形成的瘘管，则常用白绛丹药捻腐蚀；附骨疽形成的瘘管（窦道）经久不愈，则可用切开法。又如痈疽脓已形成，为促使其溃破，有开破与药破两种方法，开破又有刀破与刺破（火针法）的不同。一般脓肿成熟可用手术刀切开排脓，又称开破；素体虚弱，拒绝手术者，则可用药物代刀破头；若为附骨疽、流痰等肉厚脓深的肿疡破溃，则又以火针法为好。又如外用止血疗法，有加压包扎法、抬高患肢法、指压法、止血带法、屈肢法、填塞法、烧烙法、结扎法、外敷止血药等，我们在具体使用时，就需视患者病情特点，具体选用最简便而有效的方法，尽快止血。

另一方面，外治方法往往需要数法合用，以便更好地发挥其治疗作用，提高疗效。例如：常用的脓疡换药方法，常是先用淋洗疮口法，待疮口洁净后，再加以掺药法，然后用适宜的油膏外敷，使药物外治的效果更好。又如肿疡脓熟，用手术刀切开后，还需配合治溃疡的常用药物外治，如腐蚀药物引流法加外敷法。可见外治方法的选择在外治时是首先应该加以注意的。

（二）外治剂型的选择

外用药剂型很多，除传统的丸、散、膏、丹外，还有洗剂、糊剂、酊剂、熏剂、捻剂、油剂等，各类剂型都有其优缺点。临床使用时，要用其所长，避其所短，以发挥更好的疗效。如用酒作溶媒的酊剂，由于酒涂在皮肤上容易挥发，溶于酒内的药物便不易起到深达作用，故酊剂多用于皮肤及表浅的外证，又由于酒带刺激性，故凡破溃后有疮疡及糜烂者均应禁用。又如用花椒油调龟甲散，可以治疗脓疱疮，具有杀虫、减少渗液、保护创面、促进愈合的作用。但如使用油蜡膏，或用其调制同类药粉，则往往不能收到上述效果，并且常因创面渗出物的滞留而刺激患部周围的皮肤，从而使浸淫加重。再如浸淫疮之外用药物，黄水多者宜干掺，分泌物少时宜清油调药外搽，但忌用蜂蜜调敷或凡士林之类外搽。可见选择适当的剂型是十分重要的，否则不仅达不到治疗目的，相反可能还会引起皮损加重等副作用。

另外，使用捻剂治疗慢性窦道是一种较好的方法，但是由于窦道较深，则纸捻不易送至窦道底部，此时用糊捻则宜，而插入药捻后引流不畅，窦道口又靠近不便按压的部位，故糊捻又不如纸捻或夹心捻方便。但纸捻或夹心捻往往较粗，又不宜用于较细的窦道，且药捻中含有不能溶解吸收的药物，时常沉积于管腔的底部，也会造成不利于愈合的条件。而针对复杂窦道有多分支，药捻不能插入分支部位，同时也为了防止药物反应或吸收中毒不宜多插的情况，这时就要选择更妥善的药物剂型。总之临床上必须针对外证的具体情况、药物本身的特性和各种剂型的特点来选择适当的剂型。

（三）外治方药的选择

在确定外治方法，选定剂型后，方药的选择就显得尤其重要。如，同是丹药配伍石膏的外用散剂，不但有升、降二大类的不同，而且因含丹药的比例不同，还有九一丹、八二丹、七三丹、五五丹之分，临床使用时就应根据创面情况，选取适宜的配方药剂。用于去腐肉、化瘘管时，可用五五、七三之类含丹量较重的散末；用于化阴回阳、敛疮生肌时，可选用八二、九一之类含丹量较轻的散末。上述各方配用石膏，既能减缓丹药燥烈之性，又可吸附部分创面渗出物。石膏配用有生、熟的不同，使用时亦须注意选择。生石膏宜用于溃后红肿不消之症，熟石膏宜用于溃疡之脓水较多者；前者有清热解毒之功，后者有收涩敛疮之长。此外，尚有用其他赋形药物的含丹药散剂。如凌云鹏在升丹中加入海浮散，按其含升丹量的不同，功用也不同。当含丹量为33%时为提脓散，用于虚证疮疡四周坚肿不消，有去腐生新的功用；当含丹量为10%时为长肉散，用于溃疡将敛阶段的生肌长肉。又如冰片亦是常用药，无论是痈疽之阴阳肿溃，还是疡科杂症均可使用，但阳毒红肿之实证用之为正治，阴证则仅用之为引药。用其为引药时，其用量一般不超过全方剂量1/50~1/20为宜，尤以配入生肌药中更宜轻用，恐其香散耗气反致疮口不敛，如《医宗金鉴》生肌定痛散中冰片占全方重量的1/90，用其宣散郁热火毒，消肿止痛时，用量则需要稍重一些，如《沈氏尊生书》香珠散中冰片用量为全方1/4，《疡医大全》胜雪膏中冰片用量达全方之半。再如附子、川乌、草乌，虽分三品入药，其实原是一物，性味、主治皆相同，但三者临床应用终究有别，按照药性不同，草乌之毒性与攻坚止痛之力胜于川乌，而宣泄风寒则又以川乌为优，温经回阳则以附子为最。按主治疾病谱不同来说，附子宜用于冷瘘恶疮溃久不合者，川乌宜用于寒湿交凝之结肿痹痛，草乌则宜于久肿不溃或溃后疮内顽腐不化者；用于治疗热毒痈肿等阳热之证，则多以草乌配伍川柏、天花粉、芙蓉叶等清凉解毒之品，亦能使之内消，此即戴元礼在《证治要诀》中讲的"发散诸般毒，多研芙蓉叶加草乌少许，蜜调敷"之法。用于恶毒肿痛，日久不出头，《疡医大全》则以川乌配木鳖子水磨，以鹅翎扫疮，不过一时即穿；用于痈疽冷疮久漏，薛己则以大附子水浸透，切三分厚大片，安疮口上，以艾灸之。可见医者要熟悉方药及药性，方能在外治施用中得心应手，立起沉疴。

　　外证用洗药煎剂宜生用，效力方强，最忌制炼；外敷用药也是宜生用为佳；凡生肌油膏，如玉红膏之类，最忌加广丹，否则油膏黑硬，敷之令人增加痛苦，造成疮口起白沿，甚至反复难愈；凡慢性溃疡、陈旧性风湿疹及皮肤破损处忌用白矾类兑入外用药中，以免敛涩病邪，造成不良后果；痈疽溃后不宜多用麝香等辛香耗气之品，以免疮口难敛。麝香入膏剂时应另研后下，待膏成微凉时再搅入；入散剂或为药捻时，均宜研极细再兑入群药中，含此类药之各种制剂均应密闭保存。凡属含汞制剂，不能单独与雄黄配合同研，若同研则药末会变黑，还会有噼噼啪啪的细小声音发出，并冒出火药气味，减弱药性；元明粉不能与马硝、牙硝混合同研，否则在冬季则冻结，在夏季则溶解成液状；麝香草脑、薄荷脑不宜与冰片混合同研，否则会成液态等。

可见外治药的选择非常重要，同时必须遵法制备，遵照要求，才能收到好的效果。

二、内外合治原则

治愈外科疾病，不外乎三种情况：一是单用外治即能治愈的疾病，二是单用内治即能治愈的疾病，三是必须内外合治方能治愈的疾病。即使是第一、二种情况，为了加速治愈，提高疗效，也往往必须内外合治，因此内外合治是外科最常见的治疗手段。如汪机早就指出了外证必本于内。高秉钧则进一步表明了外疡实从内发，认为"外疡之发也，不外乎阴阳、寒热、表里、虚实、气血、标本，与内证异流而同源也"，力纠外疡专事外治的偏向，主张局部结合整体，内外兼治，这种整体治疗的观点，是中医学中重要的基础理论之一，也是指导外治法的基本原则之一，《周礼·天官》谓"凡疗疡，以五毒攻之，以五气养之，以五药疗之，以五味节之"，五毒指用石胆、丹砂、雄黄、矾石、磁石升炼的外治丹药。可见在外疡的治疗中，古人早就表里兼顾，内外合治。再如溃疡后期，生肌收口是主要的治法，凡属阳实之证，仅以生肌散外敷即可收功，所谓毒尽则肌自生，但对于溃疡面大及阴虚之证者，因正气渐虚无力生肌，除了必须用外用药辅治，内治也是必不可少的。所谓"夫肌肉者，脾胃之所生"。笔者常以张锡纯的内托生肌散改汤内服，确有生肌之效，同时外用生肌药物辅以参茸、珍珠之类，可以加强生肌疗效。这种内服外治结合，体现了局部服从整体，标本结合的指导思想，无疑是中医外科外治法的特色之一。

清代外治专家吴师机云："外治之理，即内治之理，外治之药，即内治之药。所异者，法耳。"确为真知灼见，对内外合治指导意义很大。如散漫无脓，阳虚难腐溃者，内治以阳和汤为首选，外治用阳和解凝膏，内外合用均应温通以助其阳，方能收效迅速。而遇实热证，则不论内服外用自当选用清热解毒之剂，内可服五味消毒饮，外可敷玉露散油膏等。这种内外合治的方法，都必须遵循同一药理、医理——辨证论治的原则。

古人在内服外用医理与药理相统一的指导思想下，创立了不少既可内服，又可外用的方药，更突出了内外合用于一体的特点。现存最早的外科专著《刘涓子鬼遗方》一书中就有"在外即摩之，在内即服之如弹丸大一枚"的丹砂膏方、赤膏方等内外并用的多种方剂，可以治疗疥癣诸恶疮。现今此类方药更多，如"外用化腐消坚，内服驱毒发汗"的蟾酥丸，治诸疔毒、恶疮均效。尚有六神丸、解毒消炎丸、张景岳的夺命丹之类，以及紫金锭、梅花点舌丹、苦参合剂等都是内服外用均效的著名方药。这类药物的特点大多是内外应用均简便易行、作用全面、功效显著，值得重视。

三、腐收原则

外治消、腐、收三大法与内治消、托、补三大法丝丝入扣，互相衔接，更全面地指导外疡初、中、末三阶段的治疗。这种按疮疡初起、成脓、溃后三阶段发展变化的一般规律，进行相应选方用药的原则，既反映了辨证论治在外科治疗中的具体应用，又体现了外治法所固有的规律，还表现出内治与外治相统一的治疗法则，是中医外科治疗的又一大特色。

内治消、托、补三大法在中医外科治疗中早已普遍遵循，而外治消、腐、收三大法在临床实践中虽然经常应用，但系统论述则首见于《中医外科心得集》，该书采撷各家之长，结合作者自己临床经验和心得，按照中医学的理论体系，将传统的外治法，归纳为箍围消散法、透脓祛腐法、生肌收口法，使外治三大法初具规模，对指导临证、内外合治等方面都起到了纲举目张、执繁就简的作用，是归纳中医外治法则的进一步发展。

外治消、腐、收三大法的具体论述，可参见本书其他章节，这里仅举例说明外治三大法的应用。散剂根据施治要求，以一种或数种药物配伍组成，研制成散，按其功用分别用于消散、祛腐、生肌三个方面。在箍围消散法中，消散肿疡应用膏药、油膏的同时，加用散剂掺入，可以增强药力，提高疗效。这些散剂亦有阴阳之分，属阳热重症者，可加掺红灵丹等；属阴寒之证者在贴敷阳和膏或温煦薄贴等膏剂时，每可加用四温散、桂麝散之类，以增强温经散寒、消肿破坚之力。在透脓祛腐法中，主要分含汞与无汞两大类药物。临床上观察，含汞类药物的疗效较好，主要有升、降二丹，升丹有大、小之分，降丹有降、吊之别，两丹在祛腐拔毒上亦有强弱之分，但均以陈久者为佳。部分患者对含汞类药物过敏，则宜用不含汞的祛腐散剂，但其应用也有一定局限性，如流传颇广的一气丹，对疔疮、发疽脓腐不出者及痈疽大毒之腐肉不脱者，有聚毒排脓之效，但当其腐脱之后，则又当慎用，因方中斑蝥能蚀死肌，亦能伤新肉，不似含升丹类的药物还有一定的生肌作用。在生肌收口法中，生肌散剂方药历来很多，如凌云鹏常用生肌散剂有如下几种，用于大面积溃疡有卓效的，当推红珍生肌散；用于溃疡面久溃不敛的，以八宝丹疗效较好，且往往用炉甘石与白矾组合，以代珍珠，并认为比用珍珠佳；对因提毒过甚，或因正气虚生肌无力，以致新肉外突者，则应于生肌药中配以涩敛之品，如煅龙骨、五倍子等，以十味生肌散为优。

在蛇串疮的外治中，根据皮损的情况和不同的阶段，宜采用不同剂型和药物进行治疗。初期起粟疹累累，焮肿灼热，以清热、消肿、止痛之类软膏外敷；湿热偏重有糜烂浸淫时，则以解毒、祛湿之马齿苋煎水湿敷；皮损趋于干燥而近愈之际，则以祛湿解毒且无刺激的油粉剂外敷，以保护新生皮肤，如应用《赵炳南临床经验集》中的黑色拔膏棍外敷。这种按外证初、中、末阶段的不同而运用消、腐、收三大原则的施治，起到了辨证论治具体化、治疗时重点突出、阶段性明确、便于掌握运用的目的。

外治消、腐、收三大法中，消法应包括疮疡早期外治中使之能消散、箍毒、限毒的所有治疗方法；腐法包括疮疡中期外治中使之能脱腐、拔毒、蚀肉的所有治法；收法包括疮疡末期外治中使之能生肌、长皮、收口的所有治法。临床应用时，既要遵循三大法原则，又要防止偏执、僵化，不能只知此阶段用此法，而不知变通之道，因为外疡的表现既有阶段性，又有联系性，有时往往表现出各阶段互相混杂的现象。如生肌法中的祛腐生肌法，就将腐法、收法结合起来应用，针对溃疡脓腐将尽，肉芽初生之时而设。这种合用的情况，虽然视外证的表现有所偏重，但的确是常用的，如疮疡早期散之不能，就常以消腐合用，这与内治中消、托并施的原理完全相同，目的在于使疮疡即使成脓外溃时亦不至深溃旁窜。所以，遵法在变通，外治三大法示人以原则，还须灵活运用。

上述外治法应用三原则体现了中医传统理论对外科外治的具体指导。辨证用药原则是总纲，内外合治原则突出了整体观念，消、腐、收三大法突出了阶段性。三者之间，辨证用药指导着内外合治和消、腐、收三法，内外合治和消、腐、收三法又具体反映了辨证用药原则。《赵炳南临床经验集》中关于痈的治疗的基本经验，亦较好地说明了这一关系。在毒热壅盛期，内治宜清热解毒，活血内消，方用消痈汤。外治以箍围为主，用黑布化毒膏促其消散，如消之不应，则促其化脓。在脓肿期，内治宜托里透脓、清热解毒，方用透脓散加减；外治以祛腐为主，疮口可插入甲字提毒药捻或红肉药捻，外敷黑布化毒膏，如疮口小、脓肿深、引流不畅，可用甲字提毒药捻以扩大疮口，如腐肉不脱，可用京红粉撒在坏死组织处以化腐生新，或用剪刀剪去腐死组织，蜂窝状的脓肿也可纳入药捻，使之引流通畅。在破溃期，内治宜健脾和胃，补托生肌；外治以生肌长肉、促其愈合为主，如甘乳膏、化毒散软膏混合外敷，或外撒生肌散。

这种分期治疗，每期都是互相关联的，各个阶段都必须按具体情况对症处理，故而应掌握疾病的发展、演变规律，解决好局部与整体的关系，这正是中医外科外治应用原则的指导思想。我们在应用外科外治法时遵循这些原则，可使外治法发挥更好的疗效。

第三章　中医外科外治疗法分类

中医外科外治疗法是运用药物和手术，直接施于病者机体外表或病变部位，以达到治疗目的的一种方法。其方法多种多样、内容丰富，应用非常广泛，本章将其概括为药物疗法和非药物疗法两大类，这种分类方法有提纲挈领的作用，概括性强，便于掌握和运用。

外治法的运用，同内治法一样，也要进行辨证论治。根据疾病发展的不同过程，不同证候，选用不同的治法和方药。

第一节　药物外治疗法

一、局部贴敷法

此指把药物研成细末，用水、醋、酒、蛋清、蜂蜜、植物油、清凉油、药液等调成糊状，或用呈凝固状的油脂（如凡士林等）、黄醋等制成软膏、丸剂或饼剂，或将中药汤剂熬成膏，或将药末散于膏药上，再直接贴敷患处，用来治疗疾病的一种治疗方法。早在《黄帝内经》就有记载，《灵枢·经筋》谓："足阳明之筋……颊筋有寒，则急引颊移口；有热则筋纵缓不胜收，故僻。治之以马膏，膏其急者；以白酒和桂，以涂其缓者。"被后世誉为膏药之治，开创了现代膏药之先河。

1.适用疾病　对于疮疡初起、已成、溃后均适用。可用于痰毒、瘰疬、疖、发颐、颈痈、臀痈、锁喉痈、有头疽、下肢丹毒、瘿痈、乳痈、乳癖、乳漏、乳痨、胁痛、肠痈、锁肛痔、痔病、肛痈、肛裂、肛瘘、克罗恩肛瘘、脱肛、锁肛痔、糖尿病坏疽、下肢慢性溃疡、粉刺、带状疱疹、烧伤等疾病。

2.操作方法　对施术局部进行消毒后，将药物贴敷于局部，外层可予敷料及胶带适当固定。

3.疗法特点　局部贴敷可保护溃疡创面，避免外来刺激和细菌感染；使用前加热软化后贴敷患处，可使局部得到较长时间的热疗，改善局部血液循环，增强抗病能力。总的说来，有消肿定痛、提脓祛腐、生肌收口的作用。具体因组方的不同而有不同的功用。

4.注意事项　过敏体质者，或有药物过敏史者禁用。每贴贴敷时间以6~24小时为宜，到时需予以更换。每次涂抹前，需用无菌棉签将上次残留药物轻柔地拭去。

二、穴位贴敷法

穴位贴敷疗法，是以中医经络学说为理论依据，把药物研成细末，用水、醋、酒、蛋清、蜂蜜、植物油、清凉油、药液等调成糊状，或用呈凝固状的油脂（如凡士林等）、黄醋等制成软膏、丸剂或饼剂，或将药末撒于膏药上，再直接贴敷穴位的方法。临床多将药膏配合压敏胶布使用。1973年湖南长沙马王堆3号汉墓出土的我国现存最早的医方专著《五十二病方》，就有"蚖……以蓟印其中颠"的记载，即用芥子泥贴敷于百会穴，使局部皮肤发红，治疗毒蛇咬伤，可谓现存最早的穴位贴敷疗法的记载。清代张璐在《张氏医通》中记载将白芥子等四味药磨成细末，用姜汁制成糊状贴于局部穴位。

1.适用疾病　穴位贴敷适用于临床多种疾病，如发颐、颈痈、锁喉痈、胁痛、乳漏、乳癖、乳痨、溃疡性结肠炎、锁肛痔、肠结、肠痈、脱疽、鼻熟等疾病。

2.操作方法　对所选穴位进行消毒后，将药物贴敷于穴位，外层可予敷料及胶带适当固定。

3.疗法特点　穴位贴敷有类似针灸的效应，药物通过穴位渗透皮肤进入经络，导入脏腑直达患处，激发全身的精气，起到沟通表里、调和营卫、宣肺化痰、止咳平喘、健脾益肾、调整阴阳的作用。具体根据所选穴位及药物的不同而有不同的功用。

4.注意事项 皮肤破损或穴位有开放性伤口者禁用，过敏体质者或有药物过敏史者禁用。每贴贴敷时间以6~24小时为宜，到时需予以更换。每次贴敷前，需用生理盐水棉签将上次贴敷残留药物轻柔地拭去。

三、箍围消散法

箍围消散法指将具有箍集围聚、收束疮毒作用的药粉和液体调制成的糊剂，贴敷于患处，使初起疮疡轻者消散，重者疮毒结聚而疮形缩小，炎症趋于局限，早日成脓破溃。即使破溃后，余肿未消者，亦可用它来消肿，截其余毒。用药物外敷治疗痈疡，早在《周礼·天官篇》中就有"疡医下士八人……掌肿疡、溃疡、金疡、折疡之祝药、刮杀之齐"的记载，其中祝药即敷药。在唐代孙思邈所著《备急千金要方》中也对本疗法有相当翔实的载述："凡用药贴法，皆当疮头处，其药开孔，令泄热气……凡痈，无问大小，亦（已）觉，即取胶（膏）如手掌大，暖水浸令软，纳纳然，称大小，当头上开一孔如钱孔大，贴肿上令相当，须臾干急。若未有脓者，即定不长；已作脓者，当自出。若以锋针当孔上刺至脓，大好。至瘥，乃洗去胶。"该书中还列举了许多确有疗效的箍围验方。

1.适用疾病 凡外疡不论初起、成脓或溃后，肿势散漫不聚而无集中之硬块者，均可使用。临床可运用于颜面部疔疮、锁喉痈、粉刺性乳痈、糖尿病坏疽等疾病。

2.操作方法 临床根据病情性质与阶段的不同，选用相应的调制液体。凡用于外疡初起或炎性包块者，宜敷满整个病变部位。若毒已积聚，或溃后余肿未消，宜敷于患处四周，中央不敷药。贴敷应超过肿势范围，敷药要有一定的厚度，并保持适当的湿度和温度。敷药后可用无菌纱布覆盖包扎。

3.疗法特点 促进疮疡消散、早日成脓破溃或截其余毒。

4.注意事项 凡外疡初起，肿块局限者，一般宜用消散药膏。阳证不能用热性药贴敷，以免助长火毒；阴证不能用寒性药贴敷，以免寒湿痰瘀凝滞不化，即使是阳证也不可过用寒凉，过凉则毒为寒凝，不得消散，变为阴证。凡调敷药须多搅，使药稠黏，并不时用原汁润之，以便更好地发挥药效。此法适宜浅表及肌肉疮疡，深部及脏腑疮疡，已形成窦道瘘管者均非所宜。

四、超声中药透入法

超声中药透入法，又称药物声透疗法、药物超声促渗疗法、药物超声导入疗法，是指利用超声波促进药物经皮肤或黏膜吸收的一种新型药物促渗技术。20世纪60年代，这项技术开始应用于运动医学，经过近年的研究和应用，药物超声透入技术日趋成熟，并成为传统经皮给药的一种极具潜力的辅助手段。

1.适用疾病　瘰疬、颈痈、瘿痈、痰毒、乳痈、久痢、聚星障。

2.操作方法　清洁患处后，将药物浸透后的敷料覆盖于患处，开启超声药物透入治疗仪，检查其运作情况，并将超声药物透入治疗仪探头放置于敷料上，适当固定即可。

3.疗法特点　促进药物有效地透过皮肤，直达病所，更好地发挥药效。现代研究表明，超声药物透入主要通过致热作用、机械作用、对流运输、空化作用来促进皮肤渗透性的增加，提高药物的利用率及疗效。

4.注意事项　一般不用于破溃的创面，及诊断尚未明确，转移不除外的淋巴结肿大。妊娠、哺乳期妇女，过敏体质者或有药物过敏史者禁用。

五、湿敷疗法

湿敷疗法指用纱布蘸药液敷患处来治疗疾病的一种方法。从现有文献看，湿敷方首见于《肘后备急方》，该书载："又丹痈疽始发，浸淫进长，并少小丹擒方。"

1.适用疾病　可用于瘰疬、下肢丹毒、乳痈、痔病、肛瘘、下肢慢性溃疡、糖尿病坏疽、湿疹、带状疱疹等疾病。其中冷湿敷适用于皮肤充血、水肿、糜烂、渗液等，热湿敷适用于各种炎症的早期治疗。

2.操作方法　根据病情配方，将配方的药物加工成药散，或水煎汤，或用95%的乙醇浸泡5~7天，即可使用。使用时用消毒纱布蘸药液敷在患处，1~2小时换药1次，或3~5小时换药1次。有些疾病（如痈肿）可先熏洗后湿敷，以增强疗效。临床分为冷湿敷、热湿敷等。

3.疗法特点　具有抑制渗出、收敛止痒、消肿止痛、控制感染、促进皮肤愈合等作用。

4.注意事项　纱布从药液中捞出时，要拧挤得不干不湿，恰到好处。过干效果不好，过湿则药液漫流至他处。药液不要太烫，防止烫伤。在应用湿敷疗法的同时，还可根据病情适当配合熏洗、药物内服和针灸等疗法，以增强疗效。

六、熏洗疗法

熏洗疗法是将药物煎汤趁热在皮肤或患处进行熏蒸、淋洗的治疗方法。一般先用药汤蒸汽熏，待药液适温时再洗。熏洗疗法历史久远，早在马王堆汉墓出土的《五十二病方》已载有熏洗方8首。北宋《太平圣惠方》谓："发背……当用药煮汤，淋射疮上，散其热毒……能荡涤壅滞，宣畅血脉。"明代《外科启玄》指出本法有"开通腠理，血脉调和，使无凝滞"之效。

1.适用疾病　痰毒、瘰疬、颈痈、锁喉痈、臀痈、糖尿病坏疽、下肢丹毒、瘿痈、粉刺性乳痈、乳痈、肛痈、克罗恩肛瘘、锁肛痔、脱肛、肛裂、下肢慢性溃疡、脱疽、湿疹、粉刺、带状疱疹、冻疮、聚星障等疾病。

2.操作方法　将煎好的药汤趁热倾入木桶或铁桶中，桶内置1只小木凳，略高出药汤面。患者将患处置于桶内木凳上或距离汤面适当距离固定，用布单将桶口周围裹紧进行熏疗。待药汤不烫时，将患处没丁药汤中泡洗。熏洗完毕后，用干毛巾擦干患处皮肤，注意避风保暖。

3.疗法特点 借助药力和热力,通过皮肤、黏膜作用于机体,促使腠理疏通、脉络调和、气血流畅,同时具有清洁疮口、解毒排脓、生肌收口、活血止痛、祛风止痒的功效,达到预防和治疗疾病的目的。

4.注意事项 熏洗前应先取下敷料,按换药方法清洁创面。冬季应注意保暖,夏季注意室内通风换气。空腹、饭后不应立即熏洗。熏洗时间不可过长,一般15~30分钟。熏洗中及熏洗后应注意补充体液与能量。熏洗时皮肤血管充分扩张,体表血液量增多,可造成头部缺血,易发生晕厥,熏洗过程中护理人员要注意观察患者反应。熏洗过程中应严格控制好药温,一般为50~60℃,以局部皮肤红润及患者自感舒适为宜,切不可过高以免烫伤皮肤,也不可过低以免影响疗效。熏洗完毕后,应根据创面情况进行换药,用干毛巾擦干患处及全身,盖好被毯,卧床休息30分钟。

七、熏蒸疗法

熏蒸疗法是以中医理论为指导,将中药煮沸,通过气雾进行熏蒸,借药力、热力直接作用于所熏部位,以达到治病、防病、保健目的的治疗方法。熏蒸疗法最早见于汉代,《五十二病方》已有将韭和酒煮沸,利用其热气熏蒸治疗伤科疾病的记载。治疗原理如《外科大全》记载:"使气血疏通以舒其毒,则易于溃散其壅滞也。"《外科正宗》云:"使气血得疏,患者自然爽快,亦取瘀滞得通,毒气得解,腐肉得脱,疼痛得减……"

1.适用疾病 痰毒、发颐、瘰疬、疖、颈痈、锁喉痈、有头疽、下肢丹毒、瘿痈、粉刺性乳痈、乳痈、痔病、钩肠痔、带状疱疹、粉刺、聚星障等疾病。

2.操作方法 先用水浸泡原药或直接用中药煎剂,倒入熏蒸锅中加热熏蒸患处。可借助熏蒸床或中草药熏蒸治疗仪。

3.疗法特点 具有温通血脉、消肿止痛、解毒排脓、杀虫止痒等功效。促进药物渗透,扩张局部血管、促进血液循环。

4.注意事项 首先要选择适合治疗对象的熏蒸仪器。选择的设备要求能产生恒定的温热作用，温度要控制在40~42℃。患部皮肤熏蒸前要清洁，熏蒸机应先预热（此时不能将喷雾口对着皮肤），喷口应距离皮肤5cm左右，温度不宜太高，以免烫伤。每次时间10~20分钟，熏蒸过程中出现过敏、不适反应时，应立即停止并适当处理。熏蒸治疗期间禁用冷水洗浴。此外，所有急性炎性渗出明显的皮肤病均慎用。腹股沟淋巴结肿大的男性患者不宜使用。

八、药线引流法

药线引流法即使用药线、导管、扩创术等方法，使脓液向外畅流的疗法。其中药线引流法在古籍中较为常见，又称纸捻，如清代王士雄在《观砚录》中就有"以纸捻入药于疮孔"治疗"患乳肿如悬瓠，溃处日流水"的病例记载。

1.适用疾病 脓腔过深过小，或有袋脓，脓液不易排出者，常见于疖、瘰疬、颈痈、有头疽、发颐、锁喉痈、臀痈、瘘管、粉刺性乳痈、乳痈、乳痨、乳漏、克罗恩肛瘘等疾病。

2.操作方法 药线引流即采用桑皮纸、丝绵纸等，根据临床需要搓成大小合适的绞形药线，用外黏药物或内裹药物的方法制成，备用。待使用时，插入疮口中，利用引流作用，使脓水外流。药线引流多与提脓祛腐的散剂配合使用，如红升丹、白降丹等。导管引流多采用橡胶或塑胶导管，使用时将消毒的导管轻轻插入疮口，到达底部后再略微退出一些。扩创引流即消毒后用手术刀将疮口进行延伸、扩大，并予加压固定，防止出血。

3.疗法特点 探查脓腔的深浅、大小，使脓液向外畅流。

4.注意事项 药线、导管插入疮口内引流时，应注意留出一小部分在疮口外，再予以膏药或敷料固定。如脓水已尽，则不适宜使用药线及导管引流，否则影响收口时间。对于瘰疬之溃疡，在进行引流之前，需先用刮匙将疮口及囊壁上附着的干酪样坏死物质刮清。

九、提脓祛腐法

提脓祛腐法是将具有提脓祛腐作用的药物掺敷于创面上，以促进脓腐物质脱落的治疗方法。"提脓祛腐"既是一种治疗方法，也是体表溃疡外治法中的一个重要指导原则。《周礼·天官》中有载："疡医掌肿疡、溃疡、金疡折疡之祝药，劀杀之齐。"其中提到的"杀"就是指以药蚀其恶肉，大致相当于后世的提脓祛腐。本法与西医学近年发展起来的"酶学清创"在方法与效果上较为相似。

1.适用疾病 适用于溃疡日久，腐肉难脱者，见于疖、锁喉痈、瘰疬、有头疽、发颐、褥疮、乳痨、乳漏、下肢慢性溃疡、糖尿病坏疽等疾病。

2.操作方法 彻底清创后，取药粉适量，直接掺于创面上；或制成药捻，插入疮口内。

3.疗法特点 改善局部血液循环，降解变性蛋白，参与创面炎症的调节过程，促进脓腐液化脱落，以利于引流，从而达到加速创面愈合的效果。

4.注意事项 使用时应根据创面阴阳属性辨证选药。应用提脓祛腐法时，应严格控制剂量和用法，定期监测肝肾功能，不宜长时间持续使用。如果全身情况较差，气血虚衰者，还应配合内治法，以促进创面愈合。如出现药物过敏，应停用。

十、拖线法

拖线法是将祛腐生肌药物掺于丝线或纱条上，用球头银丝探针导引，贯穿于窦瘘中，通过来回拖拉摩擦，将药物置于管腔内，并全方位刺激窦瘘管壁的治疗方法。本疗法是在传统药捻疗法与挂线疗法的基础上创立的。

1.适用疾病 窦瘘、粉刺性乳痈、乳漏等疾病。

2.操作方法 以4~10股7号或10号医用丝线引置于管道中，丝线两端要迁折于管道外打结，以防脱落，但丝线圈不必拉紧，以便每日来回拖拉。每日换药时，用提脓祛腐药物掺于丝线上，来回拖拉后将药物置于管腔内，使管道中脓腐坏死组织得以排出，待脓腐排净后拆除拖线，外用棉垫加压固定，促进管腔黏合痊愈。

3.疗法特点 调整局部功能，既利于脓腐化脱，又有助于新肌生长，从而达到促使窦瘘创面逐渐愈合的目的。拖线疗法操作简便，以粗丝线或纱条贯穿于窦瘘中，可保持管腔持续充分的引流，促毒外泄；能将祛腐生肌的掺药充分均匀地带入整个管腔，使药力直达病所；通过粗丝线或纱条来回拖拉摩擦，可刺激窦瘘管壁，疏通经络气血；采用分批撤线，能有效避免管腔的假性愈合及遗留支管、残腔，减少复发。而且，它无须切开或刮开皮肤、管道或过多切除周围组织，特别是肌肉组织，避免了手术的风险。尤其在肛门部位，能有效保护组织完整性及生理功能。

4.**注意事项**　一般建议拖线在管道内的长度应以＜5cm为宜，如果欲拖线部位管道长度＞5cm，则可将管道截断，分别予以拖线处理。关于拖线保留的时间，需将医生经验与超声诊断相结合进行判断，如分泌物及局部肉芽组织的情况等。另可于术后10天行超声诊断，如管腔直径＜0.5cm，可予撤除拖线；如管腔直径＞0.5cm，应保留拖线引流14天。

十一、灌注法

灌注法是指通过药物缓慢滴灌入窦道等部位来治疗疾病的方法。

1.**适用疾病**　某些形成窦道的疾病，如瘰疬、乳痈、乳漏、窦道等。

2.**操作方法**　用医用硅胶管连接注射器，或自制滴灌器进行操作。

3.**疗法特点**　根据选用药物的不同可起到抗炎止痛、促进创面修复等作用。

4.**注意事项**　部分感染创面在使用此法时需配合引流。

十二、垫棉法

垫棉法是用棉花或纱布折叠成块以衬垫疮部的一种辅助疗法。本疗法在明代陈实功《外科正宗》中已有记载："痈疽、对口、大疮内外腐肉已尽，唯结痂脓时，内肉不粘连者，用软绵帛七八层放患上，以绢扎紧，睡实数次，内外之肉自然粘连一片，如生成之肉矣。有患口未完处，再搽玉红膏，其肉自平。"

1.适用疾病 适用于溃疡脓出不畅有袋脓者；或疮孔窦道形成脓水不易排尽者；或溃疡脓腐已尽，新肉已生，但皮肉一时不能黏合者。如锁喉痈、瘘管、粉刺性乳痈、乳漏、乳痨等。对于腋部、腘窝部的疮疡，最易形成袋脓或形成空腔，影响疮口愈合或虽愈合而易复溃，故应早日使用垫棉法。

2.操作方法 使用时将棉花或纱布垫衬在疮口下方空隙处，并用宽绷带固定。对窦道深而脓水不易排尽者，用棉垫压迫整个窦道空腔，并用绷带扎紧。溃疡空腔的皮肤与新肉一时不能黏合者，使用时可将棉垫按空腔的范围稍微放大，满垫在疮口之上，再用绷带绷紧。具体应用时，需根据不同部位在垫棉后采用不同的绷带予以加压固定。

3.疗法特点 借助加压的力量，使溃疡的脓液不致下袋而潴留，或使过大的溃疡空腔皮肤与新肉得以黏合而达到愈合的目的。

4.注意事项 在急性炎症红肿热痛尚未消退时不可应用，否则有促使炎症扩散之弊。所用棉垫必须比脓腔或窦道稍大。用于黏合皮肉，应5~7天更换1次；如用于袋脓，则应2~3天更换1次。如应用本法，未能获得预期效果时，则宜采取扩创引流手术。应用本法期间，如出现发热、局部疼痛加重者，应立即终止使用。

十三、生肌收口法

生肌收口法是将具有解毒、收敛、生肌作用的药物掺敷于创面上，促进创面愈合的治疗方法。临床上，提脓祛腐法和生肌收口法常配合使用，《备急千金要方》曰："夫痈坏后，有恶肉者，宜猪蹄汤洗去秽，次缚肉膏散。恶肉尽，乃敷生肌散，及摩四边令好肉速生。"认为痈疽治先祛腐才能生肌。《医学入门》曰："疮口不敛，由于肌肉不生；肌肉不生，由于腐肉不尽。"意即腐肉未脱，新肉不长，则久不收口。

1.适用疾病 凡溃疡腐肉已脱，脓水将尽时，均可使用，见于瘰疬、有头疽、锁喉痈、颈痈、臀痈、褥疮、乳痨、下肢慢性溃疡、脱疽等疾病。

2.操作方法 彻底清创后，取收敛生肌类药物适量，或撒，或涂抹，或覆盖于创面上。

3.疗法特点 促进创面肉芽组织及血管生长，加速愈合。主要通过促进成纤维细胞增长，提高创面纤维结合蛋白质含量，有助于创面生长因子产生，通过调控溃疡局部细胞的凋亡等而发挥作用。

4.注意事项 使用本法必须注意掌握时机，若溃疡面腐肉不尽，脓水不断，不可早用，或以化腐生肌为宜。否则反增溃烂，延迟愈合；或因腐肉未尽而使创面愈合留下后患。如果溃疡肉色灰淡而少红活，新肉生长缓慢，则宜配合内服药补养和食物营养，内外兼施，以助新生。如出现药物过敏，应停用。

十四、药浴疗法

药浴疗法是利用洗浴和熏蒸的方法借药力和热力直接作用于患处而发挥药效的一种治疗方法。中药坐浴最早记载于长沙马王堆汉墓出土的帛书，也是我国现存最早的医方书——《五十二病方》之中，此书将坐浴称之为"溺渍""气熨""淋洗"等。

1.适用疾病 常用于肛肠科疾病的治疗，如肛裂、肛漏、肛痈、痔疮。也可用于糖尿病坏疽、湿疹等。

2.操作方法 中药煎汤后，药汁与水按照比例配好，或用生药及药粉撒入浴盆中，患者将患处或全身没入药汤中进行熏洗。

3.疗法特点 具有清洁创面、抗炎止痒、软化痂皮的作用，可促进坏死物质脱落；扩张血管，促进血液和淋巴循环，消除或改善局部组织的瘀血和缺氧状态，促进创面愈合。借浴水的温热之力及药物本身的功效，使周身腠理疏通，可起到祛风除湿、温经散寒、疏通经络、调和气血、祛瘀生新等功效。

4.注意事项 冬季坐浴的时候，应该注意保暖，夏季则应避风。药汤温度要适宜，以免烫伤皮肤或黏膜，也不可太冷，以免产生不良刺激。熏洗时间较久药汤稍凉时，需要再次加热，持续温热熏洗才能收到良好的效果。夏季要当日煎汤当日使用，药汤不要过夜，以免发霉变质，影响治疗效果或产生不良反应。每次使用结束后，应及时补充水分，并对浴盆进行消毒处理，以免感染。

十五、灌肠法

灌肠法是把液体灌入肠道内用以治疗疾病的一种方法。灌肠疗法起源较早，早在汉代张仲景所著《伤寒论·辨阳明病脉证病并治》中就有猪胆汁灌肠治疗便秘的记载："大猪胆汁一枚，泻汁，和少许醋，以灌谷道内，如一时顷，当大便出宿食恶物，效甚。"开创了中药直肠给药的先河。

1.适用疾病 多用于肛肠科疾病，如溃疡性结肠炎、锁肛痔、息肉痔、肠痈、肠结、久痢。某些妇科病、男科病也可斟酌使用。

2.操作方法 先备一肛管，外面涂少量石蜡油，使之滑润，以免插入时对肛门及肠黏膜产生刺激或损伤；然后将肛管插入肛门，其插入深度则根据所患疾病及病变部位不同而定，一般在10~30mm之间；接着将已配制好的药液经注射针筒注入，或由灌肠筒滴入。灌肠液的多少及保留时间长短亦须根据病情而定。

3.疗法特点 根据药物选用的不同，可分别起到润肠通便、消炎止痛，改善局部血液循环和新陈代谢等作用。

4.注意事项 配制灌肠液时应避免使用对肠黏膜有腐蚀作用的药物。插入肛管时手法应轻柔，以免擦伤黏膜。如有痔疮者，更应审慎。灌肠液应根据病情保留一段时间，如某些患者不能保留，可采取头低足高仰卧位，灌肠液亦宜减少剂量。灌肠的时间一般以晚上临睡前为宜。

十六、挂线法

挂线法，即用药制丝线、纸裹药线、医用药线、橡皮筋线等材料，进行药物刺激、慢性勒割、引流和标志作用的一种治疗方法。本法首载于明代徐春甫所著的《古今医统》，该书云："只用芫根煮，挂破大肠……药线日下，肠肌日长……鹅管内消。"

1.适用疾病 适用于乳漏、克罗恩肛瘘等疾病。

2.操作方法 消毒、标记后，用探针自人造外口探通内口，以利于引流为原则，分别在原始外口和支管上做数个放射状小切口，伸入刮匙刮除感染坏死组织。在各切口间挂入橡皮筋，做牢固、持续的对口引流。

3.疗法特点 具有阻滞气血、经络的作用，使局部组织坏死，再缓慢切开，也可起到引流的效果。

4.注意事项 需仔细探查瘘管管道，以免形成假道。如果瘘管管道较长，或时间较长挂线松弛，必须将线收紧。

十七、塞药法

塞药法是指将药物塞入二阴、孔窍内以治疗疾病的方法。据传扁鹊医治产晕，就曾使用过塞鼻疗法。

1.适用疾病 肛裂、肛瘘等疾病。

2.操作方法 将药物制成栓剂，或将无菌敷料剪裁成大小合适的纱条，外裹以药物，塞入患处。

3.疗法特点 根据所选用药物的不同，可起到提脓祛腐、消肿止痛、杀虫止痒、生肌长肉等功效。

4.注意事项 对所选药物过敏者慎用。

十八、冲洗法

冲洗法是指通过药物煎汤冲洗创面、管腔、肠道等部位来治疗疾病的方法。本疗法在民间有着悠久的历史，如不慎烫伤后，可用冷水反复清洗。晋代葛洪在《肘后备急方》中，已有用五倍子、蔓荆子研末在铜锅内煎液冲洗眼睛，以治疗目涩疼痛的记载。

1.适用疾病 发颐、乳漏、肛瘘等疾病。

2.操作方法 常规消毒后，选用冲洗换药器或注射器，抽取药物后置入管腔或距离创面一定距离以一定速率推出水流（一般约2ml/s），反复多次冲洗。

3.疗法特点 清洁创面及管腔，抗炎止痛、减少渗出。

4.注意事项 部分感染创面在使用此法时需配合引流。窦道、瘘管分支较多时，应先行探查，并保证冲洗药液流入所需治疗的各管腔。操作应轻柔，速度不可过快，以免形成假道。

十九、脱管法

脱管法是应用纱条或药捻等进行局部腐蚀以治疗窦道或瘘管的方法。

1.适用疾病 克罗恩肛瘘等疾病。

2.操作方法 将纱条或药捻塞入窦道深部，次日或隔日取出纱条，纱布条外围粘连绿色或黄色分泌物随纱条拔出。

3.疗法特点 腐蚀脱管，使外口扩大，充分引流。

4.注意事项 在腐蚀窦道时，如果窦道深处有坏死组织或异物，应及时除去。

二十、纳肛法

纳肛法是指将药物纳入肛门内以治疗疾病的方法。早在汉代张仲景《伤寒论》中就有用蜜煎导方塞入肛门治疗便秘的记载。

1.适用疾病 痔病、肛瘘等疾病。

2.操作方法 将药物制成栓剂，或将无菌敷料剪裁成大小合适的纱条，外裹以药物，塞入患处。

3.疗法特点 根据所选用药物的不同，可起到提脓祛腐、消肿止痛、生肌长肉等功效。

4.注意事项 对所选药物过敏者慎用。

二十一、结套扎法

结套扎法是指在痔疮根底部套扎、打结，以治疗疾病的方法。结扎法早在宋代《太平圣惠方》中就有记载："用蜘蛛丝缠系痔，不觉自落。"

1.适用疾病 息肉痔等疾病。

2.操作方法 现代临床多选择自动痔疮套扎器，对术野的皮肤进行常规消毒和铺巾，把肛窥器插入直肠和肛管进行消毒，使齿状线、内痔块显露出来，连接负压吸引接头和外源负压抽吸系统，把枪管对准痔上的黏膜吸收组织，之后释放负压控制阀，消除负压，完成套扎。

3.疗法特点　消除痔块。

4.注意事项　套扎位置一定要在齿状线上方至少2cm，不要套扎太低。位置太低不仅容易发生术后坠胀和疼痛，还容易导致胶圈过早脱落和出血。套扎组织不要太少，至少有小指末节大小，套扎组织太少，胶圈套扎不牢，不仅容易滑脱，还容易致坏死不完全和局部溃疡形成，从而引起出血，要使套扎组织足够多，需尽可能边抽边吸。不可直接套扎在痔核及肌肉上。

二十二、膏剂外搽法

膏剂外搽法是指将药物与油类等基质煎熬或搅匀后制成的软膏涂抹于患处的治疗方法。早在《灵枢》中已有"疏砭之，涂以豕膏"的记载。汉代名医华佗在施用外科手术后，也常习惯用"神膏"以促进伤口愈合。临床上，膏剂的基质有猪脂、羊脂、松脂、麻油、黄蜡、白蜡以及凡士林等。在应用上，其优点有：柔软、滑润、无板硬黏着不舒的感觉，尤其对病灶在凹陷折缝之处，或大面积溃疡者更为适宜。

1.适用疾病　适用于肿疡、溃疡糜烂结痂渗液不多者，粉刺、烧伤、冻疮等皮肤病，及肛门病等。

2.操作方法　清洁创面后，将膏剂均匀地涂抹于创面。

3.疗法特点　根据功能选择不同的膏剂。如金黄膏、芙蓉膏、金芙膏有清热解毒、消肿止痛的功效；冲和膏有疏风活血、消肿软坚的功效；回阳玉龙膏有温经散寒、活血祛瘀的功效；生肌白玉膏有润肤生肌的功效；青黛散油膏有收湿止痒、清热解毒的功效。

4.注意事项　凡皮肤湿烂或疮口腐化已尽，膏剂应薄而勤换，以免脓水浸淫皮肤。目前调制油膏大多应用凡士林等，若出现刺激性皮炎或对药物过敏者，则应停止使用并改用其他药物。膏剂适用于溃疡腐肉已脱、新肉生长之时，摊贴宜薄，过于厚涂则使肉芽生长过剩而影响疮口愈合。每次涂抹前，需用无菌棉签将上次残留药物轻柔地拭去。

二十三、酊剂外擦法

酊剂外擦法，是把生药浸在乙醇里或把化学药物溶解在乙醇里而成的酊制药物涂抹于皮肤表面来治疗疾病的方法。在《备急千金要方》中就有"浸酒"的描述："上八味咬咀，以清酒三斗，绢袋盛药浸五宿。"

1.适用疾病　可用于粉刺、烧伤、冻疮等疾病。

2.操作方法　清洁患处后，用棉棒蘸取药液直接外涂于皮损区，每天1~3次。对于某些疾病可配合局部按摩，以促进药物吸收。

3.疗法特点　根据药物选用的不同，可分别具有收敛散风、杀菌止痒、活血消肿、止痛等功效。

4.注意事项　凡急性炎症性皮肤病溃破糜烂者禁用，头面、会阴部皮肤薄嫩处禁用，用后易引起皮肤烧灼及剧痛。

二十四、油剂外敷法

油剂外敷法是将油剂外敷于创面的治疗方法。

1.适用疾病　烧伤、冻疮等疾病。

2.操作方法　清洁患处后，取油剂适量，均匀涂抹或湿敷于患处。

3.疗法特点　根据所选药物的不同，可分别发挥滋润创面、减少渗出、消肿止痛、促进创面愈合等作用。

4.注意事项　皮肤敏感者慎用，如发现不良反应，立即停用。

二十五、散剂外掺法

散剂外掺法是将散剂掺敷于创面上的治疗方法。

1.适用疾病　烧伤等疾病。

2.操作方法　彻底清创后，取药粉适量，直接掺于创面上。

3.疗法特点 根据所选药物的不同，可分别发挥抗炎消肿、减少渗出、止痛、促进创面愈合等作用。

4.注意事项 对所用药物过敏者应停用。

二十六、膜剂外封法

膜剂外封法是将药物与适宜的成膜材料经加工制成的膜状制剂涂抹于创面，使局部形成保护膜，以促进创面膜下愈合的治疗方法。

1.适用疾病 烧伤等疾病。

2.操作方法 消毒清创后，将药物均匀地涂抹于患处，并予无菌包扎。

3.疗法特点 有效地保护、封闭创面，减少渗出。通过清热、解毒和抗炎作用，加速创面的愈合，缩小结痂面积等。

4.注意事项 成膜后应注意创面要充分暴露，不可受压，不可剧烈活动。

二十七、喷雾外喷法

喷雾外喷法，即用喷雾进行给药的治疗方法。

1.适用疾病 烧伤等疾病。

2.操作方法 消毒清创后，将药汤按一定比例进行稀释后外喷于创面。

3.疗法特点 根据所选药物的不同，可分别具有清热解毒、活血化瘀、收敛减渗、凉血镇痛、祛腐生肌等功效。

4.注意事项 颜面部喷药应注意保护眼、鼻、口。婴儿慎用。

二十八、中药面膜法

中药面膜法，即将药物调成糊状，均匀完整地敷于面部成面具形以防治面部疾病的方法。

1.适用疾病 粉刺等。

2.操作方法 将清水或医用熟石膏等加入药粉中，调成糊状，从额部往下摊成面具形，留出眼、鼻。

3.疗法特点 促进药物吸收，调理气血，活血散瘀等。

4.注意事项 术毕取膜后当日勿洗脸，以利于药物继续发挥作用。避免强日光暴晒。

二十九、外敷烘烤法

外敷烘烤法是指敷药后予适当热源加以烘烤的治疗方法。

1.适用疾病 冻疮等。

2.操作方法 消毒清创后，取适量药物外敷或涂抹于创面，予烤灯烘烤。

3.疗法特点 通过热力作用促进药力渗透，改善血液循环，消除肿胀，抗炎止痛，促进组织修复。

4.注意事项 控制烘烤的时间及温度，每次一般30分钟，烤灯距离伤口30~50cm，最高温度不超过55℃，最低温度不低于42℃。

三十、药袋罩乳法

药袋罩乳法是将研磨后的中药置入乳罩内以治疗乳腺疾病的方法。

1.适用疾病 乳癖。

2.操作方法 将药物研成细粉末混匀，装入小布袋，并分别置于乳罩中的各口袋内。

3.疗法特点 行气活血，通络散结。

4.注意事项 乳罩内小口袋用纯棉布缝制而成，每10天换药1次。

三十一、中药超声雾化法

中药超声雾化法是利用超声雾化仪，将中药药液转化成直径5μm以下的雾状分子，作用于患处以治疗疾病的方法。中药超声雾化是传统中药熏蒸与超声雾化结合的产物。早在《唐书》中就有类似气态给药的记载。

1.适用疾病 广泛用于眼科疾病，如聚星障等。

2.操作方法 将中药制剂放入超声雾化器中，温度控制在41~43℃，患者取合适体位，将患处对准雾化喷头进行治疗。

3.疗法特点 根据所选用药物不同，可分别具有清热解毒、消炎止痛、养阴明目等功效。

4.注意事项 对雾化仪应严格消毒，适时更换雾化滤片。

三十二、含漱疗法

含漱疗法是采用中药含漱的方法来治疗疾病的方法。本法起源较早，隋代巢元方《诸病源候论》中记载"食毕当漱口数过"，作为后代口腔保健的典范。唐代孙思邈《备急千金要方》中也有杏仁、甘草、黄连和蔷薇根煎液含漱治疗口腔疾病的记载。

1.适用疾病 发颐及部分口腔科疾病。

2.操作方法 清洁口腔后，取适量中药汤进行含漱。

3.疗法特点 解毒抗炎、消肿止痛。

4.注意事项 对所用药物过敏者应停用。

第二节　非药物外治疗法

一、灸法

灸法是借助灸火温热性刺激，在体表一定的穴位上烧灼、熏熨，来预防和治疗疾病的方法。早在春秋战国时期，人们已经开始广泛使用艾灸法，如《庄子》中有"越人熏之以艾"，《孟子》中也有"七年之病，求三年之艾"的记载。通常以艾草最为常用，故而称为艾灸，另有灯火灸、天灸等方法。其中艾灸又分为艾炷灸、艾条灸、温针灸和温针器灸。

1.适用疾病 灸法可用于治疗瘰疬、乳痈、糖尿病坏疽、肠痈、肛瘘、臀痈、肛痈、脱肛、溃疡性结肠炎、肠结、脱疽、湿疹、带状疱疹、冻疮等疾病。

2.操作方法 艾炷灸，即将大小合适的艾炷直接或间隔药物、其他材料作用所选腧穴部位进行施灸。艾条灸，即使用前先将艾绒制作成大小、长短合适的艾条备用，选定施术部位后，将艾条悬起于穴位一定高度或间隔布、棉纸数层实按于穴位上，使热气渗透于皮肉深部。温针灸是将针刺与艾灸相结合的一种治疗方法，即在留针过程中，将艾绒搓团捻裹于针柄上点燃，通过针体将热力传入穴位。临床也将艾绒、艾条点燃后放入温灸盒或温灸筒。

3.疗法特点 温经散寒、扶阳固脱、消瘀散结、防病保健。现代研究表明，灸法具有双向调节免疫、内分泌、血液代谢等作用。

4.注意事项 古人对于施灸的先后顺序有明确的要求。《备急千金要方》记载："凡灸当先阳后阴，先上后下，先少后多。"临床上一般是先灸上部，后灸下部，先灸阳部，后灸阴部，灸炷数是先少而后多，艾炷是先小而后大。疗疮等辨证属实热阳证或阴虚发热者不宜灸之，以免动火助邪。孕妇的腹部及腰骶部也不宜使用。施灸时应防止艾火烧伤皮肤或衣物。

二、针刺疗法

针刺疗法是指在中医理论的指导下，把针具（通常指毫针）按照一定的角度刺入患者体内，运用捻转与提插等针刺手法来对人体特定部位进行刺激从而达到治疗疾病目的的方法。唐代孙思邈曾言："若针而不灸，灸而不针，皆非良医也；针灸而不药，药而不针灸，尤非良医也。"关于针刺疗法起源的传说，可以追溯到我国原始社会的氏族公社制度时期，如古籍记载伏羲氏"尝味百草而制九针""黄帝咨访岐伯、伯高、少俞之徒……针道生焉"等。

1.适用疾病 针刺疗法作为外治疗法的一种，适用于临床多种疾病，如瘰疬、臀痈、糖尿病坏疽、下肢丹毒、胁痛、乳痈、乳癖、肠痈、溃疡性结肠炎、脱肛、肠结、脱疽（动脉硬化性闭塞症）、粉刺、湿疹、带状疱疹、冻疮、暴聋、耳鸣、聚星障等疾病。针刺疗法与内治方法相结合，有助于临床疗效的提高。

2.操作方法　进针时运指力于针尖，使针刺入皮肤，行针时予以左右捻转、上下提插、弹震刮搓以及出针时各种手法操作等。进行本操作时，需双手协同操作、紧密配合。临床还有三棱针点刺、梅花针叩刺等多种操作手法。

3.疗法特点　疏通经络、调和阴阳、扶正祛邪。现代研究认为，针刺疗法的作用机制大致可归纳为三个方面，即镇痛、对机体各系统功能的调整和增强机体的免疫防御。

4.注意事项　针刺疗法一般远离病变部位取穴。对于局部有感染、溃疡、瘢痕或肿瘤的部位，不宜针刺。对于有自发性出血或损伤后出血不止的患者，不宜针刺。患者在过于饥饿、疲劳、精神过度紧张时，不宜立即进行针刺。对身体瘦弱，气虚血亏的患者，进行针刺时手法不宜过强，并应尽量选用卧位。

三、火针疗法

火针疗法是用火烧红的针尖迅速刺入穴内以治疗疾病的一种方法。早在《灵枢·官针》中就有"焠刺者，刺燔针则取痹也"的记述。

1.适用疾病　乳癖、湿疹、有头疽、粉刺等疾病。

2.操作方法　根据病情选择操作部位或穴位，用烧红的针具，迅速刺入，并迅速出针。

3.疗法特点　具有温经散寒、通经活络等功效。

4.注意事项　于针刺深度，《针灸大成》中说："（火针）切忌太深，恐伤经络，太浅不能去病，唯消息取中耳。"火针针刺的深度要根据病情、体质、年龄和针刺部位的肌肉厚薄、血管深浅而定。面部、血管和主要神经分布部位亦不宜施用火针。发热患者不宜使用火针。操作时须细心慎重，动作敏捷、准确，避开血管、肌腱、神经及内脏器官，以防损伤。在针刺后，若局部呈现红晕或红肿未能完全消失时，则应避免洗浴。针后局部发痒，不能用手搔抓。若针刺较深，操作后用消毒纱布贴敷，用胶布固定1~2天，以防感染。

四、耳穴贴压法

耳穴贴压法是在耳郭穴位上用耳穴压丸等方法刺激耳穴，以达到防治疾病目的的方法，是临床常用的一种简便安全的耳穴刺激法。压丸的材料多为王不留行籽、绿豆以及磁珠。在针灸医学的各种刺灸方法中，耳穴贴压是较为独特的疗法。运用耳穴诊治疾病，早在《黄帝内经》中就有记述。《灵枢·厥病》："耳聋无闻，取耳中。"《灵枢·五邪》："邪在肝，则两胁中痛……取耳间青脉以去其掣。"耳穴治疗有自己的刺激区，尽管集中在小小的耳郭上，但耳穴数量之多，仅次于体穴。它还具有诊断、预防、治疗、保健四位一体的优点。

1.适用疾病　胁痛、肠痈、暴聋、耳鸣。

2.操作方法　选定穴位后，先以75%乙醇拭净耳郭皮肤，用消毒干棉球擦净。再用镊子将中间粘有压物的小方胶布（面积约为7mm×7mm）置于穴区，并粘牢贴紧。待各穴贴压完毕，即予按压，直至耳郭发热潮红。

3.疗法特点　耳穴贴压的作用和针刺疗法类似，可疏通经络、调和阴阳、扶正祛邪。对于神经功能、内分泌功能可起到双向调节的作用。

4.注意事项　在施术之前，应对耳穴、针具进行严格消毒。耳穴贴压一般来说比较安全，但外耳如有明显炎症或病变，包括冻疮破溃、感染、溃疡及湿疹等，不宜采用本法。妇女妊娠期，尤其是有习惯性流产史者不宜使用。

五、刺络放血法

刺络放血法又称刺络疗法、泄血疗法、针刺放血疗法、砭镰疗法，是用针具或刀具划破人体特定的穴位和一定部位，放出少量血液，以治疗疾病的方法。刺络放血疗法可追溯至远古时代，人们发现可用锋利的石头——砭石，在患处砭刺放血可以治疗某些疾病，从而发明此法。本疗法最早的文字记载见于《山海经》："高氏之山……其下多箴石。"《内经》云："刺络者，刺小络之血脉也。"

1.适用疾病 带状疱疹、下肢丹毒。

2.操作方法 局部消毒后，用三棱针、粗毫针、小尖刀等刺破穴位或特定部位浅表脉络，放出少量血液。具体可分为点刺、挑刺、丛刺等方法。

3.疗法特点 具有外泄热毒、疏通经脉、调理气血、消肿止痛等功效。

4.注意事项 操作中应注意避开动脉血管。刺络放血后如局部发生血肿，可用手指挤压出血，或用火罐拔出，仍不消退者可借助热敷。

六、拔罐疗法

拔罐疗法是以罐为工具，利用燃火、抽气等方法产生负压，使之吸附于体表以治疗疾病的方法。本法古称"角法"，在《五十二病方》中，就已经有关于角法治病的记述："牡痔居窍旁，大者如枣，小者如核者，方以小角角之，如孰（熟）二斗米顷，而张角。"其中"以小角角之"，即指用小兽角吸拔。

1.适用疾病 胁痛等疾病。

2.操作方法 用镊子夹乙醇棉球点燃，在罐内绕一圈再抽出，然后迅速将罐罩在应拔部位上，即可吸住。具体手法又分为留罐、闪罐、走罐、刺络拔罐等。

3.疗法特点 具有通经活络、行气活血、消肿止痛、祛风散寒等功效。

4.注意事项 拔火罐时切忌火烧罐口，否则会烫伤皮肤。留罐时间不宜超过20分钟，否则会损伤皮肤。皮肤过敏、溃疡、水肿处及心脏、大血管对应体表部位，孕妇的腰骶、下腹部，均不宜拔罐。

七、推拿按摩法

推拿按摩法又称推拿，是指在中医理论的指导下，用手在人体上根据经络、穴位用推、拿、提、捏、揉等手法进行治疗的方法。《黄帝内经》中记载:"形数惊恐,经络不通,病生于不仁,治之以按摩醪药。"推拿又有"按跷""跷引""案杌"等称谓,是一种非药物的自然疗法。目前临床上常将推拿按摩手法与理疗方法结合使用。

1.适用疾病 发颐、乳痛、乳癖、胁痛等疾病。

2.操作方法 医者运用推、拿、按、摩、揉、捏、点、拍、击、拨等形式多样的手法作用于患者的患处及特定的腧穴。而临床理疗方法繁多,根据不同仪器设备的操作规范进行安全操作,不一一列举。

3.疗法特点 推拿按摩可起到疏通经络、运行气血、扶伤止痛、祛邪扶正、调和阴阳等功效。对于理疗,根据不同方法进行治疗效果不一,一般有改善循环、缓解疼痛、抗炎抗过敏等作用。

4.注意事项 按摩前要修整指甲、热水洗手,同时去除指环等有碍操作的物品。选择合适体位。按摩手法要轻重合适,并随时询问患者感受。按摩时间以每次20~30分钟为宜。患者饱食及情绪激动时不可立即按摩。某些理疗方法使用后,有疼痛、水肿、水疱、出血或隐疹的可能,应做好相应的预防和处理措施。操作过程中应注意保暖。

八、刮痧疗法

刮痧疗法是以中医经络腧穴理论为指导,通过特制的刮痧器具和相应的手法,蘸取一定的介质,在体表进行反复刮动、摩擦,使皮肤局部出现红色粟粒状,或暗红色出血点等"出痧"变化来治疗疾病的一种方法。有学者认为,刮痧是由推拿手法变化而来,《保赤推拿法》中记载:"刮者,医指挨儿皮肤,略加力而下也。"

1.适用疾病 胁痛等疾病。

2.操作方法 患者充分暴露刮拭部位,医者在患者皮肤上均匀涂上刮痧油等介质,手握刮拭板,先以轻慢手法为主,待患者适应后,手法逐渐加重、加快,以患者能耐受为度。宜单向、循经络刮拭，遇疼痛区域、穴位时重点刮拭。刮痧后嘱患者饮用温开水，以助机体排毒祛邪。

3.疗法特点　具有调气行血、活血化瘀、舒筋通络、祛邪排毒等功效。

4.注意事项　刮痧后1~2天局部出现轻微疼痛、痒感等属正常现象。出痧后30分钟忌洗凉水澡。出痧部位应注意保暖。刮痧疗法具有严格的方向、时间、手法、强度及适应证、禁忌证等要求，故应严格遵循操作规范或遵医嘱，不应自行在家中随意操作。有出血倾向、皮肤高度过敏、极度虚弱、严重心衰的患者均应禁刮或慎刮。

九、截根疗法

截根疗法是在传统截根术的基础上加以改良的特种针法，是集传统针灸、小针刀及传统截根术的优点于一体的治疗方法。

1.适用疾病　瘰疬。

2.操作方法　截根疗法分为三步：穴位割治截根、穴位埋线截根、中药培元固本截根。操作方法：患者露出背部，根据取穴标准找准割治穴位，常规消毒，局部浸润麻醉，用手术刀横切，并将皮下纤维组织挑断，内植入羊肠线一节，缝合伤口，用消毒纱布包扎，胶布固定，1周后拆线，每周1次，以3周为1个疗程。穴位埋线后服用中药治疗。

3.疗法特点　行气活血、通经活络。

4.注意事项　手术器械应严格消毒，操作中应注意避开动脉血管。

十、微创埋线法

微创埋线法是针灸学、中药学和现代物理学相结合的产物，它通过针具和药线在穴位内产生的生物物理作用和生物化学变化，将其刺激信息和能量以及中药通过经络传入体内，从而达到治疗疾病目的。实际上，微创埋线法是一种融多种疗法、多种效应于一体的复合性治疗方法。

1.适用疾病 暴聋。

2.操作方法 常规消毒局部皮肤，用镊子取一段1~2cm长已消毒的羊肠线，放置在穿刺针针管的前端，后接针芯，左手拇、食指绷紧或提起进针部位皮肤，右手持针，刺入到局部所需深度，当出现针感后，边推针芯，边退针管，将羊肠线埋填在穴位的皮下组织或肌层内，针孔处敷盖消毒纱布。

3.疗法特点 根据所选穴位的不同，可起到行气活血、疏风通窍、清热和营、散结止痛、防病保健等功效。

4.注意事项 皮肤局部有感染或有溃疡时不宜埋线，肺结核活动期、骨结核、严重心脏病或妊娠期等均不宜使用本法。埋线最好在皮下组织与肌肉之间，肌肉丰满的地方可埋入肌层，羊肠线头不可暴露在皮肤外面。根据不同部位，掌握埋线的深度，不要伤及内脏、大血管和神经干，以免造成功能障碍和疼痛。在一个穴位上做多次治疗时，应偏离前次治疗的位置。

十一、穴位注射法

穴位注射法又称"水针"，是以中医理论为指导，将药物注入有关穴位，通过针刺的机械刺激和药物的药理作用以治疗疾病的一种方法。

1.适用疾病 乳癖、暴聋、粉刺。

2.操作方法 选穴后做好标记，常规消毒后，将注射器对准穴位进行注射，待产生针感后回抽，无回血，再缓慢注射药液。

3.疗法特点 根据所选穴位及药物的不同，可起到行气活血、疏风通窍、清热和营、散结止痛等功效。

4.注意事项 严格遵守无菌操作规则，防止感染。操作时要小心谨慎，避开血管、肌腱、神经及内脏器官。药物不宜注入脊髓腔。误入脊髓腔，有损伤脊髓的可能，严重者可导致瘫痪。年老体弱及初次接受治疗者，最好取卧位，注射部位不宜过多，以免晕针。孕妇的下腹部、腰骶部和三阴交、合谷穴等不宜用穴位注射法，以免引起流产。

十二、蚕食清创法

蚕食清创法即分次逐步清除坏死组织的方法，该方法避免了一次性清创过多造成局部缺血坏死、感染加重的可能，是混合性溃疡清创时最常用的清创方式。

1.适用疾病　主要应用于面大而深，腐肉组织难以脱落的创面，如发颐、糖尿病坏疽、血栓闭塞性脉管炎、下肢慢性溃疡等疾病。

2.操作方法　消毒后反复多次冲洗，仔细探查创面的大小、深浅，有无异物、空腔、窦道等，分期分批逐步修剪清除腐肉和坏死组织，并尽量保护筋膜及肌腱组织。

3.疗法特点　逐步清除坏死组织，减少出血及感染可能。

4.注意事项　对于感染创面应反复多次冲洗，保证引流。既要清除失活的组织，又要尽量保留存活的组织。可根据患者情况适当麻醉。

十三、手术疗法

手术疗法是指应用各种器械进行外科操作的一种治疗方法。早在春秋战国时期，古代医家就能熟练进行各种外科操作，如战国名医医竘就曾为宣王割痤、为惠王割痔等。

1.适用疾病　瘰疬、发颐、颈痈、粉刺性乳痈、乳漏、乳癖、乳痨、息肉痔、克罗恩肛瘘、脱疽、糖尿病坏疽等疾病。

2.操作方法　可用切开法、挂线法、砭镰法、挑治法、结扎法等。可针对不同情况选择应用。

3.疗法特点　具有切除肿疡、缓慢切开、排毒泄热、调节气血等的不同作用。

4.注意事项　手术器械需要严格消毒，保证无菌操作。正确使用麻醉方法，术后注意观察伤口出血及引流情况。

十四、激光疗法

激光疗法是在不引起组织细胞损伤，能对全身或局部起到刺激、调节和活化作用的光学治疗方法。

1.适用疾病 下肢丹毒、蛇串疮、压疮、烧伤等疾病。

2.操作方法 使用高能窄谱红光治疗仪或氦氖激光多功能照射治疗仪照射患处。

3.疗法特点 具有消炎、镇痛、减轻水肿、止痒、恢复功能的作用。

4.注意事项 对红光过敏者、孕妇、有出血和凝血障碍性疾病者、严重心脏病患者、肝肾功能不全及结核病患者禁用。

十五、微波疗法

微波疗法是指应用波长为1mm~1m的特高频电磁波作用于人体以治疗疾病的方法。根据波长不同，可将微波分为分米波（10~100cm），厘米波（1~10cm）以及毫米波（1~10mm）3个波段。

1.适用疾病 肛裂、肛瘘、蛇串疮等。

2.操作方法 依据患者病变部位选择合适体位，后将电极片置于待治疗部位，使用微波治疗仪进行操作。

3.疗法特点 具有增强代谢、镇痛、解痉、消炎的作用。

4.注意事项 局部严重水肿、严重心脏病患者禁用。眼睛及睾丸对微波特别敏感，治疗时应注意防护。

十六、缠缚疗法

缠缚疗法是用宽绷带缠缚下肢，并保持一定压力以治疗疾病的方法。

1.适用疾病 下肢慢性溃疡等疾病。

2.操作方法 常规消毒、清创后，予无菌敷料覆盖，再敷以适量无菌棉垫，将弹力绷带缠缚患肢。

3.疗法特点 促进静脉回流，减轻患肢水肿，消除或控制下肢静脉高压。

4.注意事项 缠缚时必须从疮口下端缠至小腿部，从踝部缠至近膝，夜间睡眠时也不得拆除。每24小时更换1次。

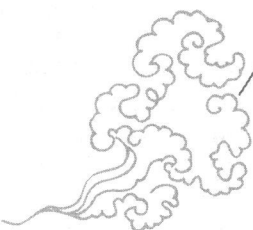

各　论

第四章　疮疡疾病

中医外治法来源于长期的医疗实践，是中医学的重要组成部分，也是中医外科学的一大特色。外治方药由单味药到复方药，外治方法从简单的外敷到多种剂型应用，外治应用从经验到理论升华，逐步形成具有鲜明特色的理论与实践体系。外科之所以不同于其他临床学科，重视与强调外治是主要原因。《医学源流论》云"外科之法，最重外治"，外治不但可以配合内治以提高疗效，对于疮疡轻浅之症也可专用外治收功。其治疗范围不仅限于外科疾病，对于内科、妇科、儿科、五官、骨伤科等疾病也有很好的治疗效果。

第一节　痈

痈是由金黄色葡萄球菌引起的多个相邻毛囊和皮脂腺或汗腺的急性化脓性感染。本病多发于项、背等皮肤韧厚部位，有时也见于腰、腹、臀及上唇等处，糖尿病患者及体质比较虚弱者易患此病。早期呈大片酱红色炎性浸润区，稍高出皮肤，坚硬水肿，之后中央区皮肤坏死，有白色粟米样脓栓，状如莲子、蜂房，坏死组织不易脱落，脓液排泄不畅。患者可有寒战发热、全身不适等症状。可并发淋巴管炎、淋巴结炎和静脉炎。

本病属中医学"有头疽"，根据有头疽发病部位的不同，将生于颈后的称为"脑疽"，生于背部的称为"发背疽"，生于胸部膻中穴的称为"膻中疽"，生于少腹部的称为"少腹疽"。一般发于项后、背部者常不易透脓，内陷变证较多，病情较重；发于四肢者易透脓，内陷变证少见，病情较轻。

本节选出实效经典的外治妙法，以供临床参考选用。

（一）中药外治妙法

1.金黄散

（1）处方：天花粉5000g，黄柏、大黄、姜黄、白芷各2500g，厚朴、陈皮、甘草、苍术、天南星各1000g。

（2）方法：上药切片，晒极干，共研极细末，瓷器收储，密闭。红赤肿痛、发热、未成脓者及夏月火令时俱用茶汤同蜜调敷；如微热微肿及大疮已成欲作脓者，俱用葱汤同蜜调敷；如漫肿无头、皮色不变、湿痰流毒、附骨痈疽、鹤膝风症等，俱用葱酒煎调；如风热恶毒所生，必皮肤亢热、皮损红色光亮、形状不定，俱用蜜水调敷；如赤游丹、黄水漆疮、恶血攻注等，俱用板蓝根叶捣汁调敷，加蜜亦可；汤泼火烧致皮肤溃烂，用麻油调敷。

（3）适应证：阳证疮疡。

（4）出处：《外科正宗》。

2.消肿散

（1）处方：大黄、芒硝、生石膏、板蓝根各60g，浙贝母、牡蛎、胆南星、黄连、丹皮、桃仁、甘草各30g。

（2）方法：上药粉碎，过80~100目筛，混匀备用。治疗时用适量温开水调成糊状外敷患处，纱布覆盖，胶布固定。轻者每日1~2次，重者每日3~4次。

（3）适应证：热毒壅盛、痰瘀互结所致的痈肿。

（4）出处：《中医杂志》，1996（8）：485-486.

3.四黄膏加减

（1）处方：黄连、黄柏、黄芩、大黄各10g，乳香、没药各4g。

（2）方法：以上方药共为细末，制成散剂，或以散剂加凡士林调为膏剂。散剂用水或金银花露调敷患处，膏剂以油膏摊纱布上敷患处。

（3）适应证：阳证疮疡。

（4）出处：《朱仁康临床经验集》。

4.双柏散

（1）处方：侧柏叶、大黄各60g，黄柏、薄荷、泽兰各30g。

（2）方法：以上方药共研细末，以水蜜调敷患处。

（3）适应证：疮疡肿毒及跌打损伤、软组织损伤、风湿痹阻、骨折初期。

（4）出处：《福建医药杂志》，2010，32（6）：78+84.

5.金箍散

（1）处方：黄柏（去粗皮）、芙蓉叶、紫花地丁各500g，白及2000g，天花粉、白蔹各250g。

（2）方法：以上方药共研极细末，随疮口大小决定用量，每用葱一把捣碎，加蜜少许，再捣取汁，调药末敷患处，留口出邪气。

（3）适应证：痈疽、疮疡、发背等根脚散漫不收束者。

（4）出处：《疮疡经验全书》。

6.药袋散

（1）处方：生大黄50g，芒硝100g。

（2）方法：将上药干燥粉碎后混合均匀装入高温消毒双层纱布缝制的药袋内，将药袋外敷于切口，再敷无菌纱布，并用医用胶带固定，最后用腹带稍加固定。隔日1次，1周为一疗程。

（3）适应证：热毒壅盛、瘀血阻滞或术后局部肿胀之痛。

（4）出处：《实用中医药杂志》，2017，33（7）：841-842.

7.红灵丹

（1）处方：雄黄、乳香、没药、火硝各18g，煅月石30g，青礞石、冰片各9g，朱砂60g，麝香3g。

（2）方法：以上方药除冰片、麝香外，共研细末，最后加冰片及麝香，瓶装封固，密闭备用。后掺膏药或油膏上，贴敷患处。

（3）适应证：阳证疮疡初期红肿热痛。

（4）出处：《中医外科临床手册》。

8.外涂汁

（1）处方：天仙子15g，黄连20g，大黄、栀子各50g，蜈蚣10条。

（2）方法：以上方药入75%乙醇200ml中，浸泡1天，再加入猪胆汁200g，搅拌均匀备用。治疗时将药液涂于患处，每天4~6次。

若脓出涂创面周围。

（3）适应证：一切阳证疮疡。

（4）出处：《中医外治杂志》，2003，12（6）：53–53.

9.去炎酊

（1）处方：大黄、重楼各200g，天南星、苦参各100g，黄柏、赤芍、白芷、紫草各50g，红花30g，70%乙醇5000ml。

（2）方法：将以上方药制成每瓶100ml的外用酊剂。用时视局部病灶大小，取敷料块或纱布折至4~5层，面积稍大于病灶范围，浸透药液贴敷局部，包扎或无须包扎，每次敷1小时左右，每日3~4次。

（3）适应证：一切阳证疮疡。

（4）出处：《新中医》，1994（1）：52.

10.黄连膏

（1）处方：黄连、黄柏、姜黄各9g，当归15g，生地黄30g，麻油360g，黄蜡120g。

（2）方法：上药除黄蜡外，浸入麻油内1天后，用文火熬煎至药枯，去渣滤清，再加入黄蜡，文火徐徐收膏。摊纱布上，外敷创面。

（3）适应证：阳证疮疡未溃者。

（4）出处：《医宗金鉴》。

11.消肿止痛膏

（1）处方：川乌、冰片各15g，制半夏、青黛、制天南星各45g，细辛30g，硼砂90g。

（2）方法：将上方各药共研极细末，加凡士林适量调配成膏，装瓶备用。患者局部皮肤常规消毒后，将药膏涂如硬币厚，范围稍大于创面，外用清洁纱布覆盖，胶布固定。每日换药1次，直至痊愈。

（3）适应证：痈肿初起。

（4）出处：《湖北中医杂志》，1992（4）：48.

（二）针灸妙法

1.毫针法

（1）取穴：合谷、外关、足三里、肩井。

（2）操作：穴位局部常规消毒后，患者吸气，针尖迎着经脉方向直刺进针于地部，逆时针方向迅速捻转产生针感后，患者鼻呼气，针提至人部，再逆时针方向捻转6次，再提到天部，反复2~3次，至患者肢体发凉后退针，出针时摇大针孔，令邪气外泄。每日1次，7日为1个疗程。

（3）适应证：热毒壅盛、气血瘀滞型。

（4）出处：《常见外科病中医外治妙法经典荟萃》。

2.巨刺法

（1）取穴：神道、身柱。

（2）操作：穴位局部常规消毒后，右手持巨针，针尖向下，与皮肤成30°~40°快速刺入，顺脊柱向下沿皮下横刺1.5~2寸。每日1次，7日为1个疗程。

（3）适应证：热毒壅滞型。

（4）出处：《新疆中医药》，1985（4）：36-37+35.

3.隔姜灸治法

（1）定位：痈肿局部。

（2）操作：取陈艾绒用手指捏成底径0.6~0.8cm、高1~1.2cm的圆锥形艾炷，另用鲜生姜切成如硬币厚的薄片。先用75%乙醇棉球消毒患处四周，然后将姜片放置于患处正中（用湿纸满覆患处，先干者即是当灸之处），上置艾炷，点燃，灼痛甚者再垫一姜片。每次灸3~7壮（每灸3壮更换姜片1次）。痛者灸至不痛、不痛者灸至知痛为度。灸后用毫针挑破上面粟粒样大小的脓头，或灸起小疱，再敷以药膏。

（3）适应证：寒凝血瘀或阳气不足型疮疡。

（4）出处：《中医杂志》，1982（5）：22.

第二节　疖

疖是由金黄色葡萄球菌自毛囊或汗腺侵入引起的单个毛囊及其所属皮脂腺的一种化脓性感染性疾病，其炎症常扩展到皮下组织。疖可发生在任何有毛囊的皮肤区，但以头、面、颈、腋下、臀部等常受摩擦的部位多见。尤其好发于青壮年、小儿体弱者及糖尿病患者。中医学根据其临床表现，有"暑疖""热疖""石疖""软疖"之分；或生于小儿头皮上，未破如曲鳝拱头，破后似蝼蛄窜穴者，称为"蝼蛄疖""鳝拱头"；生于颈后发际部的疖病，称为"发际疮"；生于臀部的则称为"坐板疮"等。

本节选实效经典外治妙法，以供临床参考选用。

（一）中药外治妙法

1.黄蜂散

（1）处方：大黄30g，蜂房15g，冰片0.6g。

（2）方法：以上方药共研细末，用蜂蜜调敷患处。

（3）适应证：热毒壅滞型。

（4）出处：《常见外科病中医外治妙法经典荟萃》。

2.蛇地酊

（1）处方：活蝮蛇1~2条，地丁30g，白酒或75%乙醇200ml。

（2）方法：先将蝮蛇去骨及内脏，与地丁一同浸泡于白酒中（乙醇亦可）。将容器密封，放于阴凉通风处3个月。每日涂患处4~6次。

（3）适应证：热毒壅滞证。

（4）出处：《新医学》，1974（5）：249.

3.三黄液

（1）处方：大黄、黄柏、黄芩、苦参各等份。

（2）方法：以上方药共研细末，取药10~15g，加入蒸馏水100ml、医用石碳酸1ml。用力摇匀，用棉花蘸药外涂患处，每日4~5次。

（3）适应证：急性无渗出性皮炎即湿热壅滞型疖。

（4）出处：《外伤科学》。

4.藤黄液

（1）处方：藤黄10g，马钱子、龙脑各6g，新鲜猪胆汁100g。

（2）方法：马钱子用砂拌炒软，去毛，研成粉末，然后将藤黄、龙脑分别研成粉末。将上药掺在猪胆汁中。用时以棉签或小毛刷蘸药汁涂在疖上，涂药范围大于红肿范围0.5cm，每日涂2~3次，重复涂药，前次药液不要洗掉。本药有毒，切忌入口。

（3）适应证：阳证。

（4）出处：《新中医》，1981（3）：52.

5.绿膏药

（1）处方：麻油、猪胆汁各90g，蓖麻子（去壳，捣烂）49粒，铜绿（研末）60g，松香240g。

（2）方法：先将麻油入铜锅内，加入蓖麻子，熬枯滤去渣，再熬至麻油滴水成珠，然后加入松香化尽，再加入猪胆汁、铜绿末搅匀，放水中扯拔百余遍，愈拔其色愈绿，收藏于瓦钵内。用时隔水炖烊，用油纸摊膏贴患处。

（3）适应证：热毒壅滞型。

（4）出处：《卫生鸿宝》。

6.冷水丹

（1）处方：黄连、白芷、紫草、月石、樟脑各6g，黄蜡18g，麻油180g。

（2）方法：以上方药熬膏，贴敷患处。

（3）适应证：各种疖，不论已溃未溃。

（4）出处：《中医杂志》，1958（7）：469.

7.五妙膏

（1）处方：大黄90g，黄柏、苍术各150g，羌活、红花各120g。

（2）方法：以上方药共研细末，凡士林熔后加入搅匀备用，搽涂患处。此膏搽疖疮及多发性疖疮不宜盖纱布，以免郁壅，反致难愈。

（3）适应证：湿热型疖疮、瘢痕。

（4）出处：《文琢之中医外科经验论集》。

8.朱砂膏

（1）处方：松香45g，黄蜡、樟脑各30g，朱砂15g。

（2）方法：以上方药熬膏，摊贴患处，宜薄。

（3）适应证：阳证疖。

（4）出处：《伤科方书》。

9.槐枝膏

（1）处方：槐枝（7cm）360段，麻油1500g。

（2）方法：上药入铜锅内熬至槐枝枯黑为度，用夏布滤去渣，再入净锅内，熬至滴水成珠，加入密陀僧细末250g搅匀，再加入煅龙骨、象皮（砂炒成珠）、血余炭、乳香（去油）、没药（去油）、赤石脂各15.5g，研细搅匀，务须老嫩合适，收储。用时摊贴。

（3）适应证：阳证疖。

（4）出处：《疡医大全》。

10.胆蜂膏

（1）处方：猪胆、野蜂房各2个，雄黄9g，冰片5g。

（2）方法：先将野蜂房烧至外皮呈黑褐色，里面黄褐色（不要烧成灰）；再将野蜂房、雄黄、冰片分别研末后混匀，加入猪胆汁调成糊状，外敷患处，用敷料或绷带固定。每日换药1次，一般3~5日可痊愈。

（3）适应证：疖病初起、成脓、溃后各个阶段。

（4）出处：《常见外科病中医外治妙法经典荟萃》。

11.黑布药膏

（1）处方：老黑醋2500g，五倍子830g，金头蜈蚣12条，蜂蜜180g，梅花冰片3g。

（2）方法：砂锅盛老黑醋火上熬开30分钟，加入蜂蜜再熬至沸腾，用铁筛将五倍子粉慢慢撒入，边撒边按同一方向搅拌，撒完后即改用文火熬成膏状，离火；再兑入金头蜈蚣粉和梅花冰片粉搅匀即成。做成的黑布药膏质量要求光亮、黑润，储存在瓷罐或玻璃罐中备用（勿用金属器皿储存）。外涂时，需涂2~3mm厚，用黑布或厚布盖上，换药前清洁皮肤，2~3日换1次。

（3）适应证：疖初期。

（4）出处：《赵炳南临床经验集》。

12.金冰如意膏

（1）处方：姜黄、大黄、黄柏、白芷各80g，苍术、厚朴、陈皮、生天南星、甘草各32g，天花粉160g，冰片15g，蜂蜡120g，麻油500g。

（2）方法：先将上述前10味药浸泡在麻油内，24小时后，微火加热至沸，持续煎炸至白芷、生天南星外焦黄而不发黑时捞出（1小时左右），弃去药渣，用3层消毒纱布过滤麻油，后放入蜂蜡搅拌至完全溶解，油温降至40℃～50℃，缓慢加入冰片，边加边用玻璃棒搅拌，至油蜡微结晶时，倒入已灭菌的容器内封闭备用。治疗时根据病变部位大小，取药膏5~10g，放入纱布中央，外敷患处。重者每日换药1次，轻者隔日换药1次，3次为1个疗程。

（3）适应证：阳证疮疡。

（4）出处：《医宗金鉴》如意金黄膏加冰片而成。

13.天仙消肿膏

（1）处方：天仙子50g，藤黄、浙贝母、重楼各20g，赤芍15g，乳香、没药各6g。

（2）方法：以上方药共研极细末，加入研细冰片3g，调匀备用。加适量蒸馏水调成糊状，摊于纱布上，面积大于疖肿的范围，厚1~2cm，贴患处。并用黄芩、大黄各30g，黄柏15g，黄连5g取浓煎液，用纱布吸附药液，盖于天仙消肿膏上，保持患处湿润。

（3）适应证：风邪热毒型、湿邪热毒型。

（4）出处：《福建中医药》，1994，25（6）：12.

14.疖疽小纸膏

（1）处方：嫩松香2500g，藤黄50g，乳香、没药各20g。

（2）方法：依法将上药用麻油适量熬成膏药，离火稍冷，加入水飞辰砂30g调匀，趁热摊于桐油纸上，如铜钱大小，即成红色小纸膏，对折备用。将小纸膏用酒精灯或置热水杯旁烘烊掀开，剪圆外贴患处。未溃者每日更换1次，破溃脓出者每日更换2~3次。

（3）适应证：小儿暑疖。

（4）出处：《江苏中医药》，1988（7）：42.

15.神水万应膏

（1）处方：麝香0.9g，血竭、没药各6g，雄黄、乳香、陈石灰（愈陈愈好）各9g，冰片1.5g，大黄3g，朱砂0.3g。

（2）方法：以上方9味共研末，先用黄明胶250g，打碎，入钵内，隔水炖化，将药末和入调匀，摊于矾纸上，干后收储。用时根据皮损大小，将膏药剪下，用热水浸软贴上。贴后不必更换，愈后膏药自落。

（3）适应证：年久疮疖。

（4）出处：《急救应验良方》。

16.白及丹石膏

（1）处方：白及、樟丹、寒水石各等份。

（2）方法：以上方药共研极细末，加入菜籽油拌匀配成30%~50%的药膏，敷于疮上。

（3）适应证：热毒壅滞型。

（4）出处：《常见外科病中医外治妙法经典荟萃》。

17.二黄栀子膏

（1）处方：栀子、雄黄、大黄、生姜、葱须各等份。

（2）方法：以上方药烘干，共研细末，开水调成膏。用时敷双手劳宫穴，覆盖塑料薄膜、纱布，用胶布固定。隔1~2日换药1次。

（3）适应证：热毒壅滞型。

（4）出处：《常见外科病中医外治妙法经典荟萃》。

18.巴豆胡椒膏

（1）处方：巴豆仁1粒（去渣），胡椒4粒，熟大枣1枚（去皮核）。

（2）方法：上方前两味药共研细末，和熟大枣肉调和为膏。用时捏成长条，外裹纱布一层（两端不要裹住），交替塞入两鼻孔。蒙被取汗，使汗出至足，再去掉药物。若汗出迟缓，可喝点开水帮助发汗。

（3）适应证：阴证疖。

（4）出处：《常见外科病中医外治妙法经典荟萃》。

（二）针灸妙法

1.毫针法

（1）取穴：主穴取大椎、曲池、合谷、外关；热疖患者加灵台，湿热疖患者加足三里、风池、委中，暑热疖患者加曲泽、气海。

（2）操作：随证选穴，以常规手法进针，均用泻法，留针30分钟。每日1次，10次为1个疗程。

（3）适应证：热毒蕴结型疖肿。

（4）出处：《常见外科病中医外治妙法经典荟萃》。

2.电针法

（1）取穴：疖肿周围。

（2）操作：病变局部常规消毒后，在疖肿周围刺4针，有针感后，接G6805电针治疗仪，用断续波，以患者能耐受为度。每次15分钟，每日1次，10次为1个疗程。

（3）适应证：热毒蕴结型疖肿。

（4）出处：《江苏中医药》，1984（3）：59.

3.火针法

（1）取穴：主穴取身柱、合谷、委中、病灶局部；多发性疖肿，经久不愈者加足三里、中脘、气海。

（2）操作：身柱、合谷、委中处严格消毒，用细火针烧红，直刺0.5~1cm，速入疾出。疖肿初期，局部常规消毒，用中火针在酒精灯上烧红，从疖顶直刺1针，深达根部，范围较大者，可于疖体左右或疖顶端两旁向中央斜刺2针，速入疾出，针后令其内含物排出。脓成未溃期，用火针从疖体或顶端速入脓腔，进针深度以脓腔大小为度，立即出针，然后用小火罐拔于针孔上，5分钟左右去罐，勿压针孔，让余脓外流，清创后，再用敷料包扎。愈后多无瘢痕。每5日治疗1次，4次为1个疗程。

（3）适应证：未溃期、反复性疖肿。

（4）出处：《西藏科技》，2001（5）：43-47.

4.粗针法

（1）取穴：取准穴位后，皮肤常规消毒，用左手固定棘突上缘皮肤，右手持针以30°角快速刺入皮下，继而将针压低贴紧皮肤，针尖在皮下沿棘突中线缓缓向下刺入至阳穴即可，针的方向与脊柱中线平行，切忌歪向一侧，盖纱布块，用胶布固定，一般留针3~24小时，不影响工作，在此期间停止其他疗法。

（3）适应证：热毒型疖肿及慢性疖病。

（4）出处：《黑龙江中医药》，1996（3）：43-44.

5.耳针法

（1）取穴：两耳的"肺"穴，一侧的"肾上腺"穴，另一侧的相应部位，如长于面颊取"面颊"穴，长于颈部则取"颈"穴。

（2）操作：选定针刺区域，用普通注射针头在针刺区域内探压。皮肤常规消毒后，用揿针刺入，以不穿透耳壳为度，以有疼痛、灼热或酸胀感为佳。用小块胶布固定，留针1周。在留针期间，可由患者自行按压，增强刺激。

（3）适应证：多发性疖肿。

（4）出处：《新医学》，1974（10）：50.

6.三棱针法

（1）取穴：委中、大椎、尺泽。

（2）操作：穴位局部常规消毒后，以三棱针点刺，委中放血2~4ml，大椎放血2~3滴，尺泽放血2ml左右，每周治疗1次。

（3）适应证：热毒壅盛型疖肿及慢性复发性疖病。

（4）出处：《常见外科病中医外治妙法经典荟萃》。

7.隔蒜灸法

（1）定位：疖肿局部。

（2）操作：选用紫皮独头蒜适量，去皮捣成蒜泥，在单层纱布上制成厚3~4mm，大小约等于红肿范围的圆形蒜泥饼，敷盖在疖上。另用陈艾绒据疖大小，做成黄豆至蚕豆大小艾炷，将艾炷置于蒜泥饼正中点燃，以局部有热辣感、患者能耐受为度。患者感烫时，术者可用双手提起纱布，使蒜饼稍离皮肤。疖红肿明显，且伴有全身症状者，蒜饼宜厚些，艾炷宜大些，每次可灸至9壮；疖红肿范围小，全身症状不明显者，蒜饼可薄些，艾炷可小些，一般灸3壮即可。体虚毒恋型再配合艾条补法悬灸足三里穴。每日治疗1次，至痊愈为止。

（3）适应证：未化脓或已化脓未溃的疖肿。

（4）出处：《云南中医中药杂志》，1996（1）：40-41.

8.灯火灸法

（1）取穴：古骑竹马（约当第10胸椎之两侧各开5分处）。头面部疖配角孙、瘈脉；腰以上疖肿配三肩（肩井、肩中俞、肩外俞，左右各取3穴）；腰以下疖配八髎穴（上、次、中、下髎，左右各取4穴）。

（2）操作：取灯心草一段，蘸以麻油或茶油，点燃后对准穴位迅速灼灸。在灼及患者皮肤时，可听到"啪"声，患者并不感到灼痛。如果手法不准，蘸油太多或太少则听不到"啪"声，患者则感到灼痛。灸后，局部应保持清洁，一般在5天左右，灸处结痂脱落。每次灸治间隔4~5天。

（3）适应证：多发性疖肿。

（4）出处：《中国针灸》，1986（1）：56.

第三节　丹毒

丹毒是一种皮肤突然变赤，色如丹涂脂染，伴有发冷或发热的急性皮肤病。本病发病急剧，有皮肤擦伤、挖鼻或足癣史。可发生于全身任何部位，但以小腿最为多见，头面部次之。在中医学中，发于头面部的称为"抱头火丹"，发于胸腹部的称为"内发丹毒"，发于下肢的称为"流火"，发于新生儿臀部的称为"赤游丹毒"。

本节选实效经典外治妙法，以供临床参考选用。

（一）中药外治妙法

1.熏洗汤

（1）处方：海桐皮、姜黄、汉防己、当归尾、红花、苍术、黄柏、晚蚕沙各15g。

（2）方法：以上方药加水2000ml，煎汤熏洗患处。每次20分钟，每日1次。

（3）适应证：丹毒初期。

（4）出处：《常见外科病中医外治妙法经典荟萃》。

2.如冰散

（1）处方：朴硝150g（研），蛤粉、寒水石各90g，白芷30g，冰片3g（研）。

（2）方法：以上方药共研细末，和匀，用新汲水调，稀稠适度，用鸡毛涂扫，不令药干。

（3）适应证：丹毒之风邪热毒证。

（4）出处：《杨氏家藏方》。

3.祛毒散

（1）处方：升麻、漏芦、芒硝、黄芩各60g，栀子30g。

（2）方法：以上方药共捣为粗末，每次取两匙，以水300ml，煎至200ml，去渣，趁微热以软布蘸药敷于疮上，以消为度。

（3）适应证：丹毒之风邪热毒证。

（4）出处：《幼幼新书》。

4.清苦散

（1）处方：芙蓉叶、桑叶、蒲公英、白及、大黄、黄连、黄柏、车前子、白芷、雄黄、芒硝、赤小豆各10g。

（2）方法：以上方药共研细末，用蜜水调敷患处。

（3）适应证：丹毒之风邪热毒证。

（4）出处：《常见外科病中医外治妙法经典荟萃》。

5.硝黄散

（1）处方：生大黄15g，芒硝15g，冰片5g，紫皮大蒜1头。

（2）方法：将生大黄焙干，同芒硝、冰片共研细末，紫皮大蒜捣碎成泥状，与上药末调匀贴敷于患处相应皮肤上，再用药敷盖，胶布固定。每天换药1次。

（3）适应证：丹毒之风邪热毒证。

（4）出处：《吉林中医药》，1991（5）：17.

6.敷药散

（1）处方：绿豆30g，蝉蜕3g，荆芥穗、泽兰、连翘、白芷、蔓荆子各9g，秦皮、夏枯草各6g。

（2）方法：以上方药共研细末，每次用9~12g，淡蜜水调敷患处。

（3）适应证：丹毒之风热邪毒证。

（4）出处：《慈禧光绪医方选议》。

7.青白散

（1）处方：石膏120g，青黛12g。

（2）方法：以上方药共研细末，过100目筛和匀。临用时，用麻油调成糊状涂于患处，每日1~2次。

（3）适应证：丹毒之风热邪毒证。

（4）出处：《古今医统大全》。

8.消瘀膏

（1）处方：栀子50g，木瓜、蒲公英、姜黄各100g，大黄250g，黄柏150g。

（2）方法：以上方药共研为细末，过筛去渣，用适量蜂蜜和水（蜂蜜、水比例为2:1）将药粉调匀成膏，装瓶备用。使用时把本膏均匀地摊涂在丹毒红肿部位，稍超出红肿边缘，厚度为2mm即可，再用敷料盖其上。每日或每2日换药1次。

（3）适应证：丹毒之邪热炽盛证。

（4）出处：《中医伤科学》。

9.丹毒膏

（1）处方：生蓖麻仁40~50粒，生巴豆仁7~8粒，制马钱子粉、生甘草粉2g，麻油适量。

（2）方法：以上方药共捣烂，再加麻油适量制成膏。根据患部面积大小，摊于塑料纸上局部外敷，用细绳或胶布固定，数小时后，即可见局部红肿萎缩，渐渐消退，每次可敷10~20小时，一般敷2次，即可治愈。此药有剧毒，不可内服。局部外敷可有轻度痒感，或微热感，但无其他不良反应。捣膏时不可使用铁器。

（3）适应证：丹毒之湿热毒蕴证及血瘀阻滞证。

（4）出处：《四川中医》，1990（2）：41-42.

10.薄贴膏

（1）处方：青黛300g，冰片100g，珍珠30g（研末过120目筛），优质麻油3000g，红丹1600g（烘干过120目筛）。

（2）方法：以上方药用麻油调成药膏，摊在直径10~15cm的圆形白布上，每张重8~10g。用时将药膏适度加热熔化，覆盖创面，4日换药1次。

（3）适应证：丹毒之风邪热毒证。

（4）出处：《常见外科病中医外治妙法经典荟萃》。

11.金黄膏

（1）处方：黄柏、大黄、姜黄、白芷各2500g，天南星、陈皮、苍术、甘草各1000g，天花粉5000g。

（2）方法：以上方药共研细末，用醋调成糊状敷患处，每日1次。

（3）适应证：丹毒之风邪热毒证。

（4）出处：《外科正宗》。

12.润肌软膏

（1）处方：紫草1.5g，地榆15g，当归、大黄、生地黄各30g，菜籽油360g。

（2）方法：以上方药放在菜籽油中浸3~7日（冬季7日，夏季3日，春秋季5日），然后与菜籽油同入铁锅煎熬，煎至药枯，捞出药渣过滤，加入黄蜡90g，待溶解后呈紫色软膏。用时，薄摊在棉纸上或纱布上，贴敷患处。

（3）适应证：丹毒之风邪热盛证。

（4）出处：《外科正宗》。

13.紫色消肿膏

（1）处方：赤芍、升麻各30g，当归、白芷各60g，贯众6g，紫草、荆芥穗、紫荆皮、红花、儿茶、红曲、羌活、防风各15g。

（2）方法：以上方药共研细末过重罗。每120g药末加血竭粉3g，山奈粉6g，乳香粉、没药粉各12g，凡士林120g，调匀备用。外敷患处，每日1~2次。热毒性肿胀勿用。

（3）适应证：丹毒之风邪热毒证。

（4）出处：《赵炳南临床经验集》。

14.清热解毒液

（1）处方：黄连、金银花各60g，大黄、黄柏、冰片、黄芩、苦参各20g，山西黄米2.5kg

（2）方法：将上药研为粗末，装入磨口瓶中，浸泡48小时，过滤，滤液装瓶，先将患处常规消毒，然后将局部皮肤擦干，用棉签蘸药水来回反复搓抹，如骨髓炎、骨结核可将药水挤入疮口窦道内，每日3~5次，直至痊愈。

（3）适应证：丹毒之邪热炽盛证。

（4）出处：《黑龙江中医药》，2001（1）：40.

15.红黄牡丹液

（1）处方：红花、大黄、黄柏、丹皮各100g。

（2）方法：以上方药加水1000ml，浸泡1小时，煎沸10分钟，然后文火煎至250ml，过滤，二煎加水同前，也煎至250ml，过滤后，二者混合。用六层纱布浸于红黄牡丹液后贴敷于患处，待干燥后再行湿敷，每日保持5小时。

（3）适应证：丹毒之邪热炽盛证。

（4）出处：《常见外科病中医外治妙法经典荟萃》。

16.外用龙鳅液

（1）处方：活红蚯蚓、泥鳅滑液、金银花各300g，红糖100g。

（2）方法：取活红蚯蚓放在流水中冲泡30分钟，洗净放入盆子里，再将红糖放入搅拌，待化成水后，将泥鳅滑液放入搅拌均匀即成龙鳅液，装瓶备用。将金银花加水浸泡30分钟，再煎煮30分钟。用时先以金银花水洗净患部，再用棉球蘸上龙鳅液涂擦于患部，每4小时涂擦1次。

（3）适应证：丹毒之邪热炽盛证。

（4）出处：《中国民间疗法》，1998（2）：32–33.

（二）针灸妙法

1.毫针法

（1）取穴：大椎、双侧曲池。丹毒生于面部者，加取双侧风池、中渚、外关；生于胁下、腰胯部者，加取双侧支沟、血海、委中；生于胫踝部者，加取双侧丰隆、太冲。

（2）操作：常规消毒后，大椎直刺1寸，施捻转提插泻法1分钟；风池向对侧眼球方向水平直刺1~1.5寸，施捻转平补平泻法1分钟；中渚直刺0.5~1寸，施捻转泻法1分钟；外关直刺1~1.5寸，施捻转提插泻法1分钟；支沟、血海均直刺1~1.5寸，施捻转提插泻法1分钟；委中可点刺放血，令出血2~4ml；丰隆直刺1~1.5寸，施捻转泻法1分钟。留针20分钟，每日1次，10次为1个疗程。

（3）适应证：丹毒。证型见取穴中。

（4）出处：《中国针灸》，1998（7）：30.

2.围刺法

（1）取穴：取皮损周围、内庭。余毒攻窜型加曲池、合谷，暑湿交阻型加足三里、侠溪、行间，瘀血凝滞型加阳陵泉。

（2）操作：内庭逆经进针，快速进针，留针30分钟，将针徐徐抽出。患者下肢红、肿、热、痛处表皮紧张而有光泽，轮廓鲜明可分，则以皮损处为中心，离皮损边界1cm处作圆，用75%乙醇棉球消毒后，再用0.3mm×40mm毫针，每隔1寸左右，与表皮成45°角斜刺，将病灶处围住，针尖指向圆心，留针30分钟后徐徐取针。配穴用75%乙醇棉球消毒后，快速进针，用泻法。

（3）适应证：丹毒。证型见取穴中。

（4）出处：《中国针灸》，2003（11）：55.

3.火针法

（1）取穴：病变局部。

（2）操作：局部常规消毒后，将针身在酒精灯上烧红，对准患部迅速点刺，重新烧红后再行点刺，如上反复。点刺针数视患部范围大小而定。

（3）适应证：丹毒。

（4）出处：《福建中医药》，1997（1）：38–39.

4.耳针法

（1）取穴：神门、肾上腺、皮质下、内分泌等。

（2）操作：耳郭局部常规消毒，以0.5寸毫针刺入，中强刺激，快速捻转，留针30分钟。每次选用2~3个穴位，可双耳同时进行，也可单耳交替使用。

（3）适应证：早期丹毒。

（4）出处：《中国民间疗法》，2000（7）：7–8.

第四节　颈淋巴结结核

颈淋巴结结核是一种特异性感染，是由结核杆菌侵入颈部淋巴结而引起的慢性炎症，又称颈部结核性淋巴炎。本病占体表淋巴结核病的70%左右，多见于儿童和青年人，30岁以上者少见。女性发病率明显高于男性。本病一般属中医学"瘰疬"范畴。

本节选实效经典外治妙法，以供临床参考选用。

（一）中药外治妙法

1.消核灵

（1）处方：琥珀、黄柏、青黛各20g，白矾、明矾、月石各10g，麝香1g。

（2）方法：以上方药研为细末，备用。用时将药末与任何一种抗生素油膏调和，涂在白纸上，或与黑药油相拌摊在油纸或厚布上。一般每个病灶用药0.3~2g。若局部有轻微反应可适当减量。贴敷12~24小时，隔日换药，3次为1个疗程。

（3）适应证：瘰疬。

（4）出处：《常见外科病中医外治妙法经典荟萃》。

2.软坚散

（1）处方：海浮石、炒黑栀子、制天南星、炒山药、土贝母各30g，昆布（焙）、海藻（焙）各15g。

（2）方法：以上方药共研细末，以鸡蛋清调敷。如生痰核可加生香附同研。

（3）适应证：瘰疬。

（4）出处：《同寿录》。

3.推车散

（1）处方：蜣螂（推车虫）3g，干姜末1.5g。

（2）方法：先将蜣螂放置瓦上焙干，研末，再入干姜末共研细末，取药粉吹入管道内，或用棉纸等卷成线条插入管道内，外盖膏药。

（3）适应证：瘰疬日久不愈。

（4）出处：《外科全生集》。

4.麝香膏

（1）处方：麝香（细研）3.5g，雄黄（细研）、连翘、常山、制附子、昆布、狼毒、黄芪、败酱草各7g，斑蝥30枚，虾蟆灰（细研）14g。

（2）方法：以上方药除麝香、雄黄、虾蟆灰外，余药细锉。将腊月猪脂300g，于净锅中炼10余沸，去渣后下诸药，用慢火煎，候黄芪色黑时，绵滤去渣，收入瓷盒，后下麝香、雄黄、虾蟆灰，调令匀。每次摊匀于旧帛上，贴于患处，每日换药2~3次。

（3）适应证：瘰疬、痈疽疮疖属湿热证者。

（4）出处：《常见外科病中医外治妙法经典荟萃》。

5.官桂草乌膏

（1）处方：鲜牛蒡子根、叶、梗1500g，鲜白凤仙梗、川芎各120g，附子、桂枝、大黄、当归、川乌、桂枝、肉桂、草乌、地龙、白僵蚕、赤芍、白芷、白蔹、白及、乳香、没药各60g，续断、防风、荆芥、五灵脂、木香、香橼、陈皮各30g，苏合油120g，麝香30g，菜籽油5000g。

（2）方法：鲜白凤仙梗熬枯去渣，次日除乳香、没药、麝香、苏合油外，余药俱入锅煎枯，去渣滤净。每500g药油加黄丹（烘透）210g，熬至滴水成珠、不黏手为度，离火撤锅。将乳香、没药、麝香、苏合油入膏搅拌，半月后可用。治疗时摊贴患处。

（3）适应证：瘰疬之痰瘀互结证、寒湿凝滞证。

（4）出处：《外科全生集》。

（二）针灸妙法

1.火针法

（1）取穴：病灶局部。

（2）操作：患者平仰卧于治疗床上，医者用左手拇指和食指固定肿大淋巴结，常规消毒，用特制钨钢火针（约1寸）在酒精灯上烧至白亮，对准肿大淋巴结核心，速刺疾出。根据肿大淋巴结大小，掌握进针的深度，不留针。5~7日治疗1次，一般4~8次治疗后可痊愈。火针治疗后，5日内不宜见水，防止针孔感染。

（3）适应证：瘰疬。

（4）出处：《陕西中医药大学学报》，2005（5）：76.

2.割治法

（1）取穴：膈俞、肝俞，配肺俞、鸠尾。

（2）操作：局部皮肤常规消毒，局部麻醉，切开皮肤及皮下组织，切口为2~3cm，用三棱针挑断肌纤维5~10条，以患者自感酸麻胀痛为宜，不缝合包扎。一般间隔15日1次，5次为1个疗程。

（3）适应证：瘰疬。

（4）出处：《中国针灸》，1989（6）：4.

第五章　乳腺疾病

第一节　急性乳腺炎

急性乳腺炎是由细菌侵入乳房引起的乳房急性化脓性感染。是产后哺乳妇女常见疾病，往往发生在产后第3周或第4周，以初产妇多见，亦可在妊娠期或非哺乳期和非妊娠期发生。致病菌多数为金黄色葡萄球菌，少数为链球菌。临床以乳房结块，局部红、肿、热、痛为特征。本病一般属中医学"乳痈"等范畴。根据其发病的时期不同，将哺乳期发生的乳痈称为"外吹"，在妊娠期发生的乳痈称为"内吹"，在非哺乳期和非妊娠期发生的称"不乳儿乳痈"。

本节选实效经典外治妙法，以供临床参考选用。

（一）中药外治妙法

1.鼻嗅方

（1）处方：半夏6g，大葱10g，冰片3g。

（2）方法：半夏研细末，大葱捣如膏，和入冰片末调匀，分成7份，用塑料薄膜卷成长筒状。按压健侧鼻孔，以患侧鼻孔嗅之，或装瓶嗅之。如法将7份药膏嗅完为1次，约为30分钟。每日1次，3日为1个疗程。

（3）适应证：乳痈之肝胃蕴热型。

（4）出处：《中医外治法集要》。

2.发疱方

（1）处方：巴豆仁1粒（去油），冰片、胡椒、雄黄各等份研为细末。

（2）方法：把巴豆仁压成片状，置于7cm×5cm大小的胶布中心，再取药粉如黑豆大，撒在巴豆仁上，敷健侧额部阳白穴。直至乳房肿块消退，再去药。局部起小疱，过2~3日可自愈，亦无瘢痕。

个别患者敷药后2~3小时出现头晕，卧床休息可以好转或消失。

（3）适应证：急性乳痈初起。

（4）出处：《江苏医药》，1979（2）：49.

3. 黄硝散

处方：黄芩、黄柏、干姜、朴硝、甘草各6g。

方法：以上方药共研细末，用米醋调成糊状敷于患处，每日换1次。若疮疡溃出脓仍硬肿者，用人乳汁调药末外敷，留出脓口排脓，可促使早期愈合。7日内最有效。

（3）适应证：乳痈初起，以红、肿、痛为主者。乳房无红肿不可用；乳腺癌忌用。

（4）出处：《中医外治杂志》，2007（2）：53-55.

4. 内消散

（1）处方：大黄、黄芩、黄连、黄柏、地龙（炒令黄）、乳香各30g。

（2）方法：以上方药共捣细为散，用生地汁调匀，涂于患处，干即易之。

（3）适应证：乳痈初起之热毒蕴结型。

（4）出处：《太平圣惠方》。

5. 黄龙散

（1）处方：大黄、白芥子、生姜各6g，灶心土32g。

（2）方法：以上方药共研细末，储瓶备用。每取药散适量，以醋调和，涂乳房患处，每日3次。

（3）适应证：乳痈初起之肝胃蕴热型、热毒内盛型（酿脓期）。

（4）出处：《中药贴敷疗法》。

6. 白夏散

（1）处方：生半夏、白芥子各3g，葱白3~5根。

（2）方法：以上方药共研细末，分2次备用。每取一半用两层纱布包裹成球状，塞入患乳对侧之鼻孔内。每日2次。每次塞3~5小时，至愈为度。

（3）适应证：乳痈之痰湿阻滞型。

（4）出处：《中国实用妇科与产科杂志》，1992（2）：22.

7.郁金散

（1）处方：郁金9g，红枣3枚，冰片3g。

（2）方法：将郁金研细末，红枣用温水浸泡去核，三味同捣如泥，搓成药条4根，储存备用。用时取药条1根，塞入健侧鼻孔内。每日1次，至痊愈为度。

（3）适应证：乳痈之瘀血阻滞型。

（4）出处：《江苏中医药》，1982（3）：35.

8.乳痈膏

（1）处方：草果仁7粒，葱白7寸，鲜嫩艾叶5片。

（2）方法：以上方药共捣烂如泥，搓成如鼻孔粗细的圆柱状药条，外以胶布围裹，两头剪平即成。将药条塞入患者鼻孔中，左乳发炎时塞入右鼻孔，右乳发炎时塞入左鼻孔。每隔4小时换药1次，至痊愈为止。

（3）适应证：乳痈初起之气滞热壅型。

（4）出处：《常见外科病中医外治妙法经典荟萃》。

9.托外膏

（1）处方：黄芪（锉）21g，白芷、大黄（锉，炒）各14g，当归（切，炒）、续断各10.5g，薤白（切）20g，松香28g（另研），猪油70g，生地汁200ml，蜡21g。

（2）方法：以上方药前5味捣为细末，入生地汁慢火煎，渐稠，放入猪油、松香、薤白、蜡，再熬成膏，以新布过滤，用新瓷器盛，候冷，摊帛上。根据患部大小而贴之，每日1换。

（3）适应证：乳痈初起之肝郁气滞型。

（4）出处：《常见外科病中医外治妙法经典荟萃》。

10.升麻膏

（1）处方：升麻、黄丹各150g，菜籽油560g。

（2）方法：将升麻砸碎，放菜籽油中浸泡2天，倒入锅内煎熬，待升麻色枯，去渣；入黄丹，武火熬至滴水成珠，入冷水中牵拉数十次，去水再熬开，离火退热，入瓷罐中备用。敷用时，先将患处用桉叶汤或生理盐水洗干净，然后贴上此膏药，每天1换。

（3）适应证：乳痈初起之瘀血阻滞型。

（4）出处：《新中医》，1975（4）：42.

11.清解膏

（1）处方：生石膏60g，野菊花10g，鲜蒲公英100g，鲜瓜蒌50g。

（2）方法：将诸药捣碎，加蜂蜜调和成膏。用时将足用温水洗净，将药膏均匀贴敷于患乳的红肿部位及足反射区，干燥后及时更换。

（3）适应证：乳痈初起之瘀血阻滞型。

（4）出处：《世界中西医结合杂志》，2019（2）：292–296.

12.急性子药膏

（1）处方：急性子25g，朴硝50g，鲜蟾皮1张（要连背皮），白酒1盅，炒面适量（寒结重者，可加入少许姜汁）。

（2）方法：上方前3味药共捣成泥，加白酒及炒面拌调成干糊状。将药糊敷患处，四周围以棉条、上盖敷料及油纸，敷药后如觉痒甚可取下，隔日加酒重调，再敷。

（3）适应证：乳痈初起之寒结凝滞型。

（4）出处：《常见外科病中医外治妙法经典荟萃》。

13.朴硝马苋方

（1）处方：朴硝100g，鲜马齿苋200g。

（2）方法：先将鲜马齿苋洗净捣汁，去渣，再以其鲜汁调匀朴硝，涂在纱布上，外敷患处，每4~6小时更换1次。冬季无鲜马齿苋，可用鸡蛋清6个、朴硝100g，按上法敷用。有条件者，可在更换敷布时，于掌顺乳腺乳头方向按摩10分钟。

（3）适应证：乳痈初期之肝胃湿热、肝胃郁热、热毒内盛型。

（4）出处：《中医内病外治》。

14.黄硝散

（1）处方：苦参30g、黄柏30g、制乳香10g、制没药10g。

（2）方法：水煎外洗。

（3）适应证：乳痈伴乳皲裂。

（4）出处：《中医药临床杂志》，2001（5）：363.

（二）针灸妙法

1.毫针法

（1）取穴：阳明热毒型取曲池、膺窗、下巨虚、丰隆、膻中；肝气郁结型取期门、行间、膻中、内关、肩井。

（2）操作：常规消毒后，快速针刺。曲池直刺1.5寸，膺窗斜刺0.5寸，下巨虚、丰隆各刺1.5~2寸，膻中直刺3分后向下透刺1寸。以上诸穴用提插捻转泻法，得气后施术1分钟，以传感明显为度。期门斜刺1~1.5寸，用提插泻法，施术1分钟，使针感达于胸胁及病所；内关直刺0.6寸，用捻转泻法；肩井向后斜刺0.5~0.8寸，施捻转泻法，使针感达至痛处为佳；行间直刺0.5寸，用提插泻法，施术1分钟。

（3）适应证：乳痈。分型见取穴中。

（4）出处：《中医外治杂志》，2007（2）：53-55.

2.火针法

（1）定位：乳痈初期局部肿块处。

（2）操作：先在肿块部以75%乙醇消毒，再以0.1cm粗的不锈钢针，针柄用湿棉花包绕，针尖和针体放在酒精灯上烧红，以左手抓起肿块，右手食指、中指和大拇指三指持针，先在肿块四周以45°角向肿块中心根部斜刺，刺0.8~1寸深，最后在肿块中央部垂直刺入，刺0.5~0.8寸。每刺1次复以酒精灯烧红再用，速进速出，不留针。针后在肿块四周轻轻按摩，挤出部分淤积之乳汁。针刺部位以消毒纱布遮盖，以免污染，不用任何药物外敷。

（3）适应证：乳痈肝胃蕴热证。

（4）出处：《江西中医药》，1994（4）：44-45.

3.耳针法

（1）取穴：耳部乳腺、内分泌、神门、皮质下。

（2）操作：用探针或耳穴探测仪在选定的耳穴上探寻，找到压痛或低电阻现象的点就是针刺的部位。做好标记后，用2%碘酒、75%乙醇常规消毒。左手固定耳郭，右手以0.5~1寸的毫针垂直进针，深度一般以刺耳郭软骨而不刺穿对面皮肤为度。留针最短30分钟，施小幅度、高频率捻转，每10分钟捻转1次。

（3）适应证：乳痈肝胃蕴热证。

（4）出处：《世界中西医结合杂志》，2019，14（2）：292–296.

4.激光照射法

（1）取穴：足三里、乳根、肩井、少泽、内关、膻中、阿是穴（肿胀及硬块处）。

（2）操作：用氦氖激光针，每穴照射5分钟，每日1~2次，7次为1个疗程。

（3）适应证：乳痈之寒结凝滞型。

（4）出处：《中医外治杂志》，2007（2）：53–55.

5.隔药灸治法

（1）取穴：膺窗、肩井、乳根、阿是穴。

（2）操作：用葱白或大蒜捣烂敷患处，或切成约0.3cm厚的薄片，置于肿块上，放蚕豆大艾炷灸之，直至局部红晕、乳汁外溢为度。如局部灼热不能忍受，可将蒜片提起或移动后再放回原处灸治。

（3）适应证：乳痈，寒结凝滞型。

（4）出处：《中医外治杂志》，2007（2）：53–55.

（三）推拿妙法

1.黄志推拿法

（1）点压揉按法：按压缺盆、膻中各1分钟；轻轻揉捏病乳的周围3~5分钟，提、捏、捻患侧乳头1~2分钟，揉时由轻到重，按乳中、乳根各1分钟，将淤积的乳汁挤出；用手掌或指腹揉患侧乳房，重点按揉足阳明胃经上的气户、库房、屋翳各2~3分钟；按压足阳明胃经的郄穴、梁丘及足太阳膀胱经的肝俞各1分钟。

（2）足反射疗法：足部按摩前先用热水浸泡双足15分钟，水的温度为40℃~50℃，边按摩边让患者饮用开水，以改善血液循环，促进新陈代谢，把有害物质排出体外；足反射疗法主要是加强排泄，打通输乳管开口，促使淤积物顺利排出，主要选择的反射区有肾上腺、肾、输尿管、膀胱、垂体、脑、三叉神经、松果体、心、肝、脾、胃、肠、胸淋巴、上下身淋巴、甲状腺，一般治疗不少于30分钟。

2.沈春推拿法

（1）指针：取穴膻中、双侧肩井、乳根、合谷、足三里。患者取坐位，医生用指腹先按揉患者肩井；继而患者取仰卧位，医生依次按揉乳根、膻中、合谷、足三里。中等力度，以有酸痛感觉为宜，每穴按揉1分钟。

（2）乳房按摩：患者仰卧，裸露胸部。医生站立床边，在患侧乳房上涂抹少许液状石蜡，起润滑作用。①用拇指及食指轻轻提拉捻揉乳头10次，以刺激扩张乳头部的乳腺导管开口，使之能顺畅分泌乳汁。②食指、中指、无名指三指并拢，用指腹轻轻按揉乳房硬结约2分钟。③五指分开，由乳房四周轻轻向乳头处向心性抓起按摩，用指腹沿乳管方向施以正压，重复20次。上述3个步骤交替进行，即可逐渐从阻塞的乳腺导管中挤出牙膏样黄色黏稠的淤积乳汁，能挤出乳汁的乳腺导管开口数量逐渐增多，至所有乳腺导管开口（15~20个）全部有正常乳汁喷射而出时，说明淤积乳汁已被排出，乳腺导管畅通，此时乳房变软，硬结消散，胀痛减轻。乳房按摩结束后重复按摩乳根、膻中各1分钟。

3.徐华推拿法

患者端坐，医生对坐于患侧。用一手托起乳房，另一手以拇指、食指及中指轻轻捏住乳头揉、拉、推进，反复操作，直至乳腺导管开口内有液体流出。使乳腺导管开口通畅后，再以多指掌面从乳房周围进行揉按，并逐渐向乳头方向靠近，反复数次，在穴位乳根、屋翳、膺窗、膻中、灵墟处要重点按揉，每穴1分钟。然后再以手的尺侧小鱼际，由乳房周围向乳头处顺摩数遍，尽量使淤积乳汁流出为好。

患者仰卧，医生立于其旁。用单掌在前臂与手三阴经路线自上而下重推3~5遍，用拇指点按天池、天泉各1分钟。用手掌按揉腹部，点按中脘、期门、天枢，以有酸胀感为度。

患者端坐，医生立于其背后。用两拇指分别点揉肺俞、肝俞、胃俞，然后双手大拇指重叠按压大椎，提肩井。

医生站立于患侧，一手提住腋前的胸大肌，向外滑动，当手离开时产生弹响，乳房随之颤动，反复数次。然后点揉曲池、合谷。

乳汁淤积者轻揉乳房周围，如触及硬块则轻按轻压以散之，在乳房上还可以用颤法疏通乳络，点按膻中、中府、气户、乳根。用擦法在腕部至肘部反复操作8~10遍，点按曲池、内关、合谷，使乳汁淤积消散。肝胃不和者宜用手掌轻揉乳房局部，点穴调理肝脾，疏肝和胃。取穴期门、中脘、梁门、太冲、足三里。点按背部膀胱经经穴肝俞、脾俞、胃俞。用双手拇指在小腿的内侧做连续按压法，在小腿外侧用小鱼际做擦法，然后点按足三里以调和肝胃。

第二节　乳腺增生病

乳腺增生病是一种既非炎症，亦非肿瘤，而是以小叶增生、囊性病变为主要病理改变的常见的乳房疾病。好发于30~45岁中青年妇女，以单侧或双侧乳房疼痛并出现肿块。以乳房疼痛和肿块与月经周期关系密切为临床特征。根据其病理特点可分为三型：单纯乳腺增生症、腺型小叶增生症、囊性乳腺增生症。本病的发病率近年来日趋增高，是妇女乳房疾病中最常见的疾病，有一定的癌变率。本病一般属中医学"乳癖""乳中结核""乳粟"等范畴。

本节选实效经典外治妙法，以供临床参考选用。

（一）中药外治妙法

1.熏脐方

（1）处方：硫黄粉30g，朱砂、雄黄各12g，法半夏、天南星各30g，木香、两头尖各18g。

（2）方法：将硫黄粉放铜勺中微火烊化，和入雄黄、朱砂调匀，趁热倾注在平盘中冷却即成片状。将后4味药共研为细末，蜂蜜调成膏状，捏成中心凹陷如栗子大之块状，将其置于脐中、乳核表面，安放平稳，取瓜子大的药片，放在块状凹陷中，点燃，以皮肤有灼热感为度。熄火后用油纸和纱布外敷2小时，每天1次。

（3）适应证：乳癖之肝郁气滞型、肝郁痰凝型。

（4）出处：《乳腺增生病中医诊疗经验集》。

2.太乙痛痹贴

（1）处方：黑胡椒30g，白芷30g，山楂30g，生川乌30g，生草乌30g，生半夏30g，生南星30g，细辛30g，乳香30g，没药30g，透骨草30g，马钱子30g，红花30g，川芎30g，威灵仙30g，秦艽30g，独活30g，莪术30g，地塞米松注射液500mg，654-2注射液500mg。

（2）方法：将以上药物置于乙醇中浸泡7天，过滤，浓缩。取松香1500g融化，再加入药液及黄丹收膏，摊贴即成。停用其他所有药物，应用太乙痛痹贴贴敷乳腺痛处或肿块处，每1贴用5天，2贴为1个疗程。一般治疗1~2个疗程，重者用3个疗程。

（3）适应证：乳癖之肝郁气滞型。

（4）出处：《中医外治杂志》，2009，18（6）：27.

3.黄药散

（1）处方：重楼20g，大黄、黄柏、蒲黄各15g，红花、乳香、没药各5g。

（2）方法：以上方药共研细末，以白酒、开水各半，蜂蜜适量调为糊状，每晚临睡前外敷乳腺肿块处，用绷带、胶布固定，翌晨取下。每次药反复外敷5次后，另换新药末继续外敷。

（3）适应证：乳癖之热毒蕴结型。

（4）出处：《名老中医用药经验精华集》。

4.乳癖膏

（1）处方：生川乌、生草乌、天南星、半夏、三棱、莪术、桃仁、乳香、没药、浙贝、郁金、延胡索、白芥子各30g，黄丹1500g，香油3000g。白芷粉500g另置做掺药。

（2）方法：将上药前十三味浸泡于香油中，春五、夏三、秋七、冬十天。然后用铁锅上火煎熬至油热，药外深褐色内焦黄，滤出药渣，继续以310℃~320℃之温度熬炼药油，待油达黏稠滴水成珠、吹而不散的程度，离火徐徐撒入黄丹，木棒搅拌，使之充分混合不沉淀，继续熬至泡沫消退、上冒青烟、黑如浓墨、光亮柔腻、滴于水中不黏手为度、若拉丝不断为太嫩，拉丝不成而脆为老。

（3）适应证：乳癖之肝郁痰凝型。

（4）出处：《中医外治杂志》，2000（5）：39-40.

5.乳脐散

（1）处方：蒲公英、木香、当归、白芷、薄荷、栀子各30g，紫花地丁、瓜蒌、黄芪、郁金各18g，麝香4g。

（2）方法：以上方药共研细末，备用。每次用药前，先以75%乙醇将脐部清洗干净，待干后把乳脐散0.4g倾入脐部，随后用干棉球轻压散剂并按摩片刻，用4cm×4cm的普通医用胶布密封紧贴脐上。每3天同法更换1次，8次为1个疗程。

（3）适应证：乳癖之热毒蕴结型。

（4）出处：《陕西中医》，1989（11）：492-493.

6.乳罩散

（1）处方：丁香、郁金、地龙、丝瓜络各15g，赤芍20g。

（2）方法：以上方药焙干研成粗末，用纯棉白布做成6cm×5cm的小袋（缝制时在靠外侧加一层软塑料膜），将以上药末分装为2袋，封口即成。将药袋放置在清洁柔软乳罩夹层内，有塑料膜的一面向外，无塑料膜的一面紧贴在增生的乳腺上，以完全覆盖病变部位为宜。为防止移动，可用线将药袋固定在适宜位置上。每周更换药袋1次（若因汗潮湿应随时更换），4周为1个疗程。

（3）适应证：乳癖，肝郁痰凝型。

（4）出处：《中医外治杂志》，1998（4）：17.

7.消核膏

（1）处方：柴胡、郁金各15g，淫羊藿、仙茅各10g，白芥子、生天南星、白僵蚕、半夏、三棱、莪术各30g，甘遂、大戟各45g，黄丹160~230g。

（2）方法：将上药浸泡于500ml麻油中，夏季浸3天，冬季浸5

天，再将其加热至药枯，滤去药渣，再熬至药油滴水成珠后，停止加热，并加入黄丹，边下边搅拌，待膏熬成即倒入水中，拔去火毒后，即可摊贴。每张膏药重10~15g。用时将膏药加热化开，贴于患处。每张膏药可贴7~10天，换药需间隔2天，4张为1个疗程。

（3）适应证：乳癖之气滞血瘀、痰湿凝结型。

（4）出处：《四川中医》，1994（10）：42.

8.乳康贴

（1）处方：丹参15g，益母草、郁金、莪术、乳香、没药、延胡索各10g，橘核、王不留行、丁香、川楝子、皂角刺各12g，细辛、麝香各5g，冰片3g。

（2）方法：处方中丹参、橘核、川楝子用乙醇回流提取2次，过滤，合并滤液，回收乙醇，滤液备用；乳香、没药、延胡索、丁香粉碎成细粉，麝香、冰片研为细末，与上述细粉混匀备用；莪术加水蒸馏提油备用；药渣与益母草、郁金、皂角刺、细辛等5味药加水煎煮2次，滤液与前药液合并，浓缩至稠膏，烘干，粉碎成细粉，再与上述细末及月桂氮酮、丙二醇、挥发油等混匀，制成100贴（每贴1.0g），即得。治疗时先确定痛点，然后清洁皮肤，选用贴神阙穴（肚脐）加阿是穴的外贴方法，每2天更换1次。

（3）适应证：乳癖之气滞血瘀、痰湿凝结型。

（4）出处：《中医外治杂志》，2001（3）：12-13.

9.癖消膏

（1）处方：冰片100g，珍珠、琥珀、牡蛎、贝母各50g。

（2）方法：将珍珠、琥珀、牡蛎、贝母研末，红丹1600g，烘干，诸药过120目筛。将优质麻油3000g放入铁锅内，加热至100℃以上，持续熬油30分钟，然后缓慢放入红丹，并不停搅拌，防止红丹沉淀，使其在油中充分混合。待熬至泡沫消退、滴水成珠、色如浓墨、光亮如镜、软硬适宜时方可停熬（2~3小时）。继而将上述5味中药放入锅中搅拌均匀。趁热将锅中药膏缓慢倒入盛有冷水的瓷盆内，去除火毒，待药膏冷却后放掉冷水，放置15天即可使用。用时将药膏摊在直径10~15cm的圆形白布上，每张重8~10g。敷药前清洗患部，把药膏适度加热熔化，准确敷于乳房肿块表面，5~7天换药1次。

（3）适应证：乳癖之气滞血瘀型。

（4）出处：《中医外治杂志》，1998（3）：8–9.

10.乳痛外贴膏

（1）处方：淫羊藿60g，益母草60g，穿山甲80g，昆布80g，僵蚕100g，地龙100g，土鳖虫100g，桂枝100g，白芷80g，当归200g，生川乌100g，生草乌100g。

（2）方法：上药用麻油浸泡7天余，小火炸枯去渣；加入粉细料（公丁香、肉桂、生南星、生半夏、制乳没、松香各等份）搅匀；最后加冰片60g，麝香15g，苏合香油150g，黄丹收膏，摊贴于140mm×80mm透气胶布，外敷患处。6天一换，休息1天后再贴。

（3）适应证：乳癖之肝郁痰凝型。

（4）出处：《河南中医》，2005（10）：54–55.

11.消结止痛膏

（1）处方：当归、桂枝、白僵蚕、赤芍、乳香、没药、香橼皮、陈皮、延胡索、川楝子、淫羊藿、菟丝子、昆布、海藻、三棱各10g，麝香0.5g。

（2）方法：上药除乳香、没药、麝香外，余药入麻油内煎熬至药枯，去渣滤净，加入黄丹，充分搅匀，熬至滴水成珠、不黏手为度，再加入乳香、没药、麝香搅匀为膏。半月后隔火烊化，摊于布上备用。临用时将膏药烘热软化，然后撕开药布贴于肿块或疼痛部位，7~10天换药1次，1~3个月为1个疗程。

（3）适应证：乳癖之痰湿凝结证。

（4）出处：《陕西中医》，2008（3）：271–273.

12.红玉千捶膏

（1）处方：藤黄、白芥子各10g，松香60g，麻子仁150g，冰片1.5g，樟丹30g。

（2）方法：先将藤黄、松香、白芥子、冰片共研细末，再将樟丹入铁锅内炒成紫色，离火待凉，还原本色，与上药粉混合；继续将麻子仁入铜钵内捣烂如泥，再将上药连续少许加入，边捣边加药粉，药尽则膏成，置瓷瓶内，勿使走油。取药膏摊于白布上贴敷肿块，15日换1次，换4次为1个疗程。

（3）适应证：乳癖之痰瘀互结型。

（4）出处：《实用中医外科手册》。

13.乳没冰黄膏

（1）处方：乳香、没药、黄柏各10g，大黄15g，冰片5g。

（2）方法：以上方药共研细末，装瓶备用。用时将以上药粉适量加鸡蛋清2个调膏，摊在纱布上，外敷患处，以热水袋外敷半小时。24小时换药1次，7次为1个疗程。

（3）适应证：乳癖之肝郁痰凝型。

（4）出处：《中医研究》，1990（2）：41.

14.乳癖热敷方

（1）处方：瓜蒌、连翘、川芎、鸡血藤、香附、红花、泽兰、桑寄生、大黄、芒硝、丝瓜络各30g。

（2）方法：将上药装入两个白布袋中，大小以敷盖乳房为宜。置锅中蒸热后外敷乳房，两个药袋交替使用。药袋不宜过热，以皮肤能耐受为度。临用时，药袋上洒乙醇或烧酒少许，每次热敷20分钟至1小时，每日2次。热敷完毕后，将药袋用塑料袋包好，留待再用。该药方约热敷10次为宜，切勿内服。

（3）适应证：乳癖之肝郁痰凝型。

（4）出处：《福建中医药》，1982（1）：30.

15.乳乐药袋方

（1）处方：川乌、商陆、大黄、王不留行、樟脑各等份。

（2）方法：将上药加工成细末，混匀分装入半圆形纱布药袋内，每袋重约2.5g。经消毒后置于密封的塑料袋内，备用。选择适合患者胸围的特殊胸罩，将药袋插入与病变部位相应的夹层内，务使佩戴胸罩时，药袋能紧贴乳房患处。要求在每次月经前15天开始用药，7~10天换用药袋1次。经期停用。1~3个月经周期为1个疗程。

（3）适应证：乳癖之寒凝血瘀型。

（4）出处：《江苏中医药》，1992（4）：49.

16.中药外洗方

（1）处方：细辛5g，白芷15g，苦参60g，麻黄6g，丹参30g，乳香15g，没药15g，川芎10g，连翘15g，红花10g，艾叶30g，甘草6g，透骨草30g，王不留行15g。

（2）方法：以上方药加水2000ml，浸泡30分钟，煎煮40分钟，先趁热熏患侧乳房，待温度适宜时，用毛巾浸药水外洗乳房30分钟左右。注意乳房保暖。早、晚各1次，1剂用3天。

（3）适应证：乳腺囊性增生。

（4）出处：《河南中医》，2002，22（2）：46.

（二）针灸妙法

1.毫针法

（1）取穴：患侧乳根、阿是穴（增生部位），双侧足三里、太冲、肝俞、胃俞穴。

（2）操作：以上穴位常规消毒后，快速将针身刺入皮下，缓慢进针，提插捻转，平补平泻，得气后在足三里下1寸处加适当压力，轻微调整针尖方向，同时提插捻转，有针感向上传导即可。如果患者能耐受，可加重针刺手法使针感向乳房部传导。接G6805治疗机，选用连续波刺激，强度调至患者能耐受为宜。肝俞、胃俞隔日针1次。每次治疗30分钟，10次为1个疗程，疗程间隔3~5天。经期停针。

（3）适应证：乳癖之肝郁气滞型。

（4）出处：《吉林中医药》，2005（6）：42.

2.温针法

（1）取穴：膻中、屋翳、乳根、少泽、足三里、肩井、天宗。肝火上炎型配双侧行间、阳陵泉，肝肾阴虚型配双侧肝俞、肾俞、太溪，气血双亏型配气海和双侧脾俞、肾俞，冲任不固型配双侧关元、三阴交、合谷。

（2）操作：患者取仰卧位，针刺穴位常规消毒。针具为30号毫针，长度根据穴位而定。取膻中向脐方向平刺1.0寸，以有麻胀感为度；取患侧乳根向乳头方向斜刺1.0~1.2寸，以乳房有胀痛感为度；取屋翳向乳头方向斜刺1.0~1.2寸，以乳房有酸胀感为度。以上三穴针刺后均用雀啄灸10分钟。取少泽浅刺0.1寸，取肩井从后向前平刺1.2寸，取天宗向外下方平刺1.2寸。以上三穴均采用平补平泻法。配穴针刺深度以常规为宜，行间、阳陵泉用泻法，肝俞、肾俞用平补平泻法，太溪用补法，关元、三阴交温针灸15~20分钟，合谷用平补平泻法，气海用温针灸15~20分钟，脾俞、肾俞用平补平泻法。每日1次，10日为1个疗程，疗程间休息5日。月经期停止治疗。

（3）适应证：乳癖。证型见取穴中。

（4）出处：《河北中医》，2003，25（10）：765-766.

3.电针法

取穴：胸组穴为屋翳、乳根、合谷，背组穴为肩井、天宗、肝俞。肝火上炎型加太冲；肝肾阴虚型去合谷，加太溪、肾俞；气血亏虚型加足三里、脾俞；月经不调型加三阴交；肩背痛者去合谷，加外关。

（2）操作：针刺屋翳、乳根，针体成25°角向外斜刺1.5寸；针刺天宗，向外斜刺1.5寸；针刺肩井，从后向前刺1.5寸，其他穴均按常规刺法，得气后接G6805电针治疗仪，选用连续波，电刺激大小以患者能耐受为度。胸组穴、背组穴交替使用，每日1次，10次为1个疗程，疗程之间间隔3天。

（3）适应证：乳癖。证型见取穴中。

（4）出处：《陕西中医药大学学报》，2001（2）：30.

4.火针法

（1）取穴：以乳头为中点，在乳周对称性选取4~8个穴位，之后以结节为穴点逐个从外向内围刺。

（2）操作：患者取仰卧位，穴位常规消毒后，用碘酊做标记。取中、粗火针烧至需要进针的深度，待通红时快速刺入肿块，深度为0.5~1.2cm。围刺时无肿块区可浅刺，每次取4~8个穴位，交替进行。隔日1次，5次为1个疗程。治疗期间忌洗浴。

（3）适应证：乳癖之肝郁痰凝型。

（4）出处：《山东中医杂志》，2004（12）：730.

5.针挑法

（1）取穴：主穴取期门、章门、日月、俞府、辄筋、气户、库房、屋翳、乳根、不容、膻中、中庭、玉堂、紫宫、华盖；备用穴取大包、食窦、天池，必要时选足太阳膀胱经之背俞穴。另外，胸肋部"皮肤异点"，即病理阳性反应点，也可作为针挑部位。治疗时以乳房为基准，从乳房近端开始，按由近而远的顺序，上、下、左、右各取1穴，每次先挑3~4穴（双侧）。若一侧乳腺增生者，只挑患侧，每次2~3穴；若胀痛牵扯腋下方者，可选加乳房外上方穴。

（2）操作：患者取仰卧位，充分暴露治疗部位。选好穴位，指甲切印或以龙胆紫或红药水作为标记。针挑部位皮肤以稀碘酊或75%乙醇做常规消毒，用1%~2%普鲁卡因在针挑处做局麻。对此药过敏者，可不做局麻。用普通外科手术刀或双面刀片横切开皮层，约为0.7cm，取大号缝衣针或特制不锈钢圆利针，于切口处挑治，分次由浅而深渐渐挑断皮下纤维组织，针挑时以针尖用力向外做摇摆、牵拉、震颤等手法，直到切口内皮下纤维组织全部挑断为止。一般体质肥胖者要用较强手法，反之用较弱手法。压平挑口处皮肤，涂碘酊或乙醇，覆盖消毒纱布，用胶布固定。挑完1次一般需30~45分钟。每7天挑治1次。

（3）适应证：乳癖肝郁痰凝型。

（4）出处：《中国中医药科技》，2004（4）：248-249.

6.耳针法

（1）取穴：乳腺、神门、内分泌。

（2）操作：单侧乳腺增生，每日针刺一侧耳郭，两耳交替使用；双侧乳腺增生，每日针双侧耳郭。均留针2~3小时。以10次为1个疗程。

（3）适应证：乳癖肝郁痰凝型。

（4）出处：《中医杂志》，1979（4）：44.

7.耳压法

（1）取穴：神门、乳腺、内分泌、肾、肝、胆、胃、皮质下、枕、三焦。

（2）操作：将耳郭皮肤用75%乙醇棉球消毒后，取王不留行籽1粒，贴于0.4cm×0.4cm正方形胶布中心，对准穴位固定，用手轻轻按压，每次贴单耳郭，嘱病人每日按压3~5次，每次3~5分钟，以耳部发热或穴区有疼痛感为宜，隔天换贴另一侧耳郭，一般30天为1个疗程，治疗时间最多180天，最少50天。

（3）适应证：乳癖肝郁痰凝型。

（4）出处：《陕西中医》，2003（7）：649.

8.皮内针法

（1）取穴：患侧屋翳。

（2）操作：常规消毒穴位皮肤后，用平头镊子夹住已消毒的环形皮内针针柄，在该穴由内向外平刺入皮下，再用长方形胶布顺着针身进入的方向将针柄贴紧，然后让患者活动两臂，不觉胸部疼痛及不适即可，隔3日更换1次。留针期间，可每日用手按压埋针处2~3次。

（3）适应证：乳癖肝气郁滞型。

（4）出处：《针灸临床杂志》，1993（21）：14.

9.皮肤针法

（1）取穴：天池、膺窗、中府、夹脊穴（T_3~T_5）。

（2）操作：局部常规消毒后，胸部穴位叩至潮红为止，夹脊穴叩刺宜重，至皮肤微微渗血为止。每日或隔日1次，10次为1个疗程。

（3）适应证：乳癖肝郁痰凝型。

（4）出处：《上海针灸杂志》，2014（33）：5.

10.三棱针法

（1）取穴：肩井、膏肓交替使用。

（2）操作：选定穴位后，常规无菌消毒，对准已消毒的部位迅速刺入1~2分立即出针轻轻挤压针孔周围，使其出血。

（3）适应证：乳癖肝气郁滞型。

（4）出处：《海南医学》，2002，13（2）：49.

11.腹针疗法

（1）取穴：中脘、下脘、气海、关元、滑肉门、天枢。单侧肿胀、疼痛，伴结节的患者，加患侧上风湿点和下风湿点；双侧肿胀、疼痛，伴结节的患者，加双侧上风湿点、下风湿点。

（2）操作：常规消毒皮肤后根据腹壁脂肪及体型分别选用薄氏腹针专用针具A型针（22mm）的毫针，对准穴位直刺，深度选用天、地、人三部。不捻针或施轻慢提插的手法，分三步进行：①候气，进针后停留3~5分钟；②行气，候气后再轻慢提插使局部产生针感；③催气，再隔5分钟行针1次，加强针感，使之向四周或远处扩散。留针30分钟，每天1次，10天为1个疗程。

（3）适应证：乳癖肝郁痰凝型。

（4）出处：《首届全国腹针学术研讨会会议论文集》，2007：81-85.

12.刮痧疗法

（1）定位：双乳、膻中、屋翳、期门（患侧）、阿是穴。

（2）操作：患者取仰卧位，暴露双乳，取刮痧活血剂（主要由红花、桃仁组成）涂于患侧乳房。医生位于患者身旁，手持刮痧板与皮肤成45°，采用经络全息刮痧疗法中疏经理气法、泻法，从乳房四周边缘向乳头以均匀力度刮拭，尤其对乳腺增厚有肿块部位力度稍加大，至局部出痧（斑点或斑块），再取膻中、屋翳、患侧期门、阿是穴，采用点按法，各均匀按压10次，然后让患者服用200~300ml热开水。每日治疗1次。如患者感到皮肤疼痛或出痧局部有灼热感可隔1~2天治疗1次，10次为1个疗程，共治疗3个疗程。治疗期间停用其他药物及其他治疗方法，并嘱患者忌服香燥辛辣刺激之品。

（3）适应证：乳癖肝郁痰凝型。

（4）出处：《中国中医药信息杂志》，2007（7）：61.

13.小针刀疗法

（1）取穴：乳房结节与包块（痛点）

（2）操作：患者取仰卧位，上肢自然平放，术者检查乳房结节与包块（痛点），做好标记，常规消毒，用朱氏4号小针刀，左手拇、示指固定肿块，右手持针刀快速刺入，当针刀下有阻力感时，慢慢切开，当针刀下有空、轻、松感时，止针，然后将针刀提至皮下，针体斜15°刺入，针刀下有阻力感时，慢慢切开，上下左右各一针刀，拔出针刀，压迫刀口1分钟，防止出血，敷创可贴防止感染。小肿块只扎1针刀，大肿块扎2针刀，7日治疗1次。

（3）适应证：乳癖肝郁痰凝型。

（4）出处：《河北中医》2001（5）：357.

14.穴位埋线法

（1）材料：用9号注射针头作套管，28号2寸长针灸毫针去针头作针芯；00号铬制羊肠线剪成1.5cm长，浸于丙基睾丸素针液中1周。以上材料打包经高压灭菌消毒后备用。

（2）取穴：主穴取天宗、肩井、肾俞；肝郁气滞者配肝俞，血虚者配血海、三阴交。

（3）操作：根据患者症状每次选穴2~4个，局部做好标记。皮肤用苯扎溴铵消毒，铺洞巾，医生戴无菌手套。取备用羊肠线置入9号针头前端，后接针芯，左手拇指、食指绷紧进针部位皮肤，右手持针，刺入到皮下和肌层之间，稍做捻转，待得气后，边推针芯，边退针管，将羊肠线填埋于穴位之内，针孔处贴创可贴。1个月治疗1次，2次为1个疗程。术后1~5天少数患者局部可出现红、肿、热、痛等无菌性炎症反应，属正常现象，一般无须特殊处理。

（4）适应证：乳癖肝郁痰凝型。

（5）出处：《中医外治杂志》，2006（2）：52.

15.穴位注射法

（1）取穴：肝俞、膈俞。

（2）操作：患者取俯卧位，肝俞或膈俞交替取穴，常规消毒后用7号注射针抽取丹参注射液，向脊柱方向斜刺0.5~0.8寸，每穴注射2ml。隔日治疗1次，10次为一疗程，共治疗3疗程。均于每次月经干净后开始治疗，月经来潮时暂停治疗。

（3）适应证：乳癖肝郁痰凝型。

（4）出处：《中国针灸》，1998（5）：9-10+4.

16.磁极针疗法

（1）取穴：足三里、膺窗、阿是穴。哺乳期妇女配乳根、屋翳。肝郁气滞配行间、内关、膻中、期门。

（2）操作：采用30号2寸S极或N极磁极针，常规消毒，针刺得气后留针30分钟，每10分钟行针1次，且不可大幅度提插，用左手按住进针处，右手在针柄上轻柔捻转。10次为一疗程，休息几天后再行下一疗程。

（3）适应证：乳癖肝郁痰凝型。

（4）出处：《中国针灸》，1999，19（S1）：189-190.

17.冷冻针灸法

（1）取穴：乳根、膻中、阿是穴。

（2）操作：取以上穴位，针刺得气后，用平补平泻法，留针15~20分钟。留针期间将灸柄温度调节至-20~-10℃。每日1次，6~12次为1个疗程。

（3）适应证：乳癖肝郁气滞型。

（4）出处：《中国针灸》，1984（5）：15-16.

18.微波针灸法

（1）取穴：膻中、膺窗、阳陵泉、乳根。气滞痰瘀者配足三里、丰隆，气滞血瘀者配血海、膈俞。

（2）操作：以上两组穴位每次只取一组，应用微波针灸仪治疗，将无针辐射器置于所取穴位上，调整调节器幅度，使患者有温热感为度，输出电压为20~25V，开始治疗时每穴为20分钟，症状减轻后，每穴为15分钟。每日1次，10次为1个疗程。

（3）适应证：乳癖，痰瘀兼气滞型。

（4）出处：《医学研究杂志》，2012（5）：180-182.

19.隔药饼灸法

（1）药饼：木香研末，生地捣膏，木香与牛地比例为1:2，加用蜂蜜调和制成圆饼状，直径为4cm，厚度为0.5cm。

（2）操作：在乳房病变部位涂抹适量凡士林，将药饼置于病变部位，上置中艾炷，点燃，每次3壮。隔日1次，自月经后第15日起至月经来潮止，共3个月经周期。

（3）适应证：乳癖，肝郁痰凝型。

（4）出处：《中医杂志》，1987（7）：31.

（三）推拿妙法

1.龙晖推拿法

患者取俯卧位，医生先捏脊3遍，再点按膈俞、肝俞、肾俞、天宗，拿肩井等穴。患者再取仰卧位，医生双手拇指点按曲池、合谷、三阴交等穴。拿揉双侧胸大肌肌腱，再擦推上胸廓前部，再用掌振法振腹，振腹时以神阙为中心，以400~600次/分钟的频率进行。选择推拿治疗者则停用任何治疗乳腺增生的药物。隔日推拿1次，每周3次，10次为1个疗程，1个疗程后不需休息，可继续进行第2个疗程推拿。

2.王友仁推拿法

患者取仰卧位，医生立其旁，食指、中指、无名指并拢沿胸骨自上而下做揉法3~5次，并用双手掌沿胸骨向两肩部做分推法3~5次；拇指按压中府、膻中、中脘各1分钟；双手拇指与其余四指相对提颤胸大肌2分钟，乳房肿块处不宜施手法。患者体位同上，医生双手握患侧手做抖法1分钟，拇指按压曲池、内关各1分钟。患者体位同上，医生用双手拇指沿小腿内侧胫骨后缘自上而下交替按压3~5次，重点按压阴陵泉、蠡沟、足三里各1分钟。患者取俯卧位，医生立其旁，用双手掌自第1~9胸椎两侧做掌揉法3~5次，然后用拇指按压天宗、肩井、厥阴俞、心俞各1分钟。肝郁气滞者按压肝俞、太冲、章门，痰气凝结者按压丰隆、阴陵泉，肝肾阴虚者按压肾俞、筑宾、膏肓。

3.薛顺堂推拿法

患者取仰卧位，医生站于头前。用手掌由乳根向乳头部轻轻推揉，依次为外上、外下、内上、内下，共约10分钟，对侧相同。双手点按缺盆、膻中、云门各穴30秒。医生站其一侧，分推胸部至两肋，双手虎口张开，拇指与四指抱定患者胸廓，以两手大鱼际自正中线两侧分推至双侧腋中线，以局部有温热感为止。医生用一手拇指和四指对抗，拿乳房肿块，用拇指或大鱼际轻揉肿块外侧2分钟。医生一手托起患者腕部，另一手掌根由云门按至内关、太渊，反复3~5遍。患者取俯卧位，医生站于其一侧。以双手掌着力，由大椎按揉至肝俞3~5分钟。同时交替按揉肩胛内缘和足太阳膀胱经两条线5遍。病情需要时，可加大刺激力度，用一手拇指腹部压在另一手拇指背部，重叠弹拨后轻揉3分钟。点压魄户、膏肓、神堂，轻者局部有痉挛，重者局部有硬结须重弹拨，按压后患者有轻松感，不适症状明显改变。

4.李玉娥推拿法

患者取坐位，医生坐于其前面，患者将乳房暴露。医生一手将乳房轻轻托起，另一手自患者乳房根部向乳头方向做轻柔缓和的多指或单掌揉5~7遍，使患者乳房及全身放松，然后沿肿块做反复的揉捻。手法要由轻到重，一直到手下感觉肿块柔软为止。点膻中、乳中、乳根、屋翳各半分钟。令患者仰卧于床上，沿患者两胁肋做擦法，以发热为度，同时点揉日月、太冲、肝俞。治疗1次单侧乳房约20分钟，双侧乳房约30分钟。

5.刘承卫推拿法

患者取坐位或俯卧位，在背部T_4~T_7两旁夹脊穴等穴位上，行点、按、揉、擦推等法，遇筋结、条索物时重点施术，时间约7分钟。患者取俯卧位，医生用单掌或叠掌置于T_4~T_7，各椎体棘突上，按由上而下的顺序，逐个朝前下45°~60°角方向弹压，可闻及"咯嗒"声，力量以适合为宜，切忌粗暴。患者取坐位或仰卧位，以乳头为中心，由外向内顺时针方向揉按乳房50圈，逆时针方向揉按乳房50圈，如遇肿块硬结重点揉按。五指自然散开，由乳周向乳头方向轻轻捏拿乳房64次左右。往内上方向推抹托乳房50次左右。手掌自然微屈，掌心按住乳头做蝶按法，即以掌心为圆心做顺时针或逆时针按揉。肝郁痰凝者重点揉按肝俞、胆俞、脾俞、胃俞、期门、章门，点掐太冲、行间，搓擦两肋部；冲任失调者重点揉按脾俞、肾俞、关元、气海、中极、三阴交等穴，以脐为中心摩腹，顺时针、逆时针各64圈，横擦腰骶部，直擦涌泉。每天1次，15天为1个疗程。

6.汤超英推拿法

全足按摩，重点加强，力度适中，以有一定痛感而患者可以承受为佳。足部选区为肝、脾、肾、肾上腺、膀胱、输尿管、大脑、垂体、生殖腺、子宫、卵巢、甲状腺、甲状旁腺及淋巴系统反射区。每次按摩30分钟，每日1次。按摩结束后嘱饮水300ml。3个月经周期为1个疗程。

第六章　肛肠疾病

第一节　肠梗阻

肠梗阻是指肠内容物在肠道中正常运转障碍，不能顺利通过。在外科急腹症中，本病发病率仅次于阑尾炎和胆道疾病，居第三位。可因很多不同的病因引起，因而临床表现往往很不一致，处理方法除一些共同的原则外也相应地有所不同，处理不当可导致不良后果。重症肠梗阻病情进展快，可在短时间内产生休克并造成死亡。近年来对本病的认识和处理虽然有了提高，但绞窄性肠梗阻的死亡率仍在10%以上。肠梗阻按梗阻原因不同可分为机械性肠梗阻、动力性肠梗阻（包括麻痹性肠梗阻、痉挛性肠梗阻）、缺血性肠梗阻；按肠壁血供情况不同可分为单纯性肠梗阻和绞窄性肠梗阻；按梗阻发生部位不同可分为小肠梗阻、结肠梗阻；按梗阻程度不同可分为完全性肠梗阻和不完全性肠梗阻。以上类型随病情过程演变而转化。本病一般属中医学"关格""腹痛""结瘕"等范畴。

本节选介实效经典外治妙法，以供临床参考选用。

（一）中药外治妙法

1.理气灌肠汤

（1）处方：芒硝、桃仁各15g，番泻叶、大黄、赤芍、厚朴、木香、乌药各10g，炒莱菔子20g。

（2）方法：以上方药（除芒硝）加水煎取药液约200ml，兑入芒硝，待药温至40℃左右时，患者取侧卧位，将以上药液做保留灌肠。完毕后使药液在肠内保留至少30分钟，时间越长，效果越好。

（3）适应证：粘连性肠梗阻、术后肠麻痹及实热型便秘。

（4）出处：《云南中医中药杂志》，2006（2）：30–31。

2.松排梗阻汤

（1）处方：党参、白术、茯苓各20g，大黄、枳实、厚朴各15g，甘草6g。

（2）方法：以上方药加水煎煮2次，浓缩成200ml，每次100ml，胃管注入，注入后持续夹管2小时，每天2次。

（3）适应证：术后肠麻痹、老年性不全性肠梗阻及气虚型便秘。

（4）出处：《甘肃中医》，2002（4）：39.

3.祛瘀通腑汤

（1）处方：大黄10g，丹皮15g，桃仁15g，冬瓜仁10g，芒硝15g，柴胡5g。

（2）方法：以上方药水煎，低压保留灌肠，每次100ml，每日1次。

（3）适应证：瘀热互结导致的肠梗阻、术后肠麻痹。

（4）出处：《山东医药》，2011，5（46）：63-64.

4.行气通下汤

（1）处方：生黄芪、生白术、麦芽各30g，厚朴10~15g，炒莱菔子15g，木香、台乌、桃仁、赤芍、柴胡各10g，川楝子、玉片各12g，大黄9g（后下）

（2）方法：头煎加凉水500ml，浸泡半小时，煮沸后文火煎10分钟，下入大黄，再煎10分钟取汁200ml，二煎加水300ml，煮沸后文火煎15分钟，取汁150ml，二煎混匀，共350ml，分3~4次口服，一日一剂。

（3）适应证：气滞血瘀型。腹腔术后麻痹性肠梗阻。

（4）出处：《医学信息》（上旬刊），2010，23（6）：1901-1902.

5.复方承气汤

（1）处方：炒莱菔子45g，枳实、桃仁、木香各10g，厚朴15g，香附12g，赤芍9g，大黄30g（后下），芒硝20g（冲）。肠腔积液多者加甘遂（冲）1.5~3g；偏寒者加附子、干姜；食积者去赤芍，重用大黄、芒硝；气结者去赤芍，重用厚朴。

（2）方法：以上方药加水600ml，煎至200ml，由胃管注入，夹管2小时，温度以25~30℃为宜，每6~8小时1剂。

（3）适应证：单纯性肠梗阻。

（4）出处：《中西医结合治疗常见外科急腹症》。

6.遂黄灌肠汤

（1）处方：生甘遂10~20g，生大黄（后下）、芒硝、枳实、厚朴各10g。

（2）方法：以上方药用水煎汤200~300ml，待温后保留灌肠，必要时4~6小时灌肠1次。如伴有严重呕吐，可行持续胃肠减压，胃管内注入大承气汤。

（3）适应证：瘀热互结型。完全性肠梗阻、急性胰腺炎及腹腔感染。

（4）出处：《中国社区医师》，1990（12）：44.

7.导滞承气汤

（1）处方：厚朴、大黄各7g，枳实、黄连、沉香、木香各5g，槟榔6g，橘皮3g。

（2）方法：以上方药加水100ml，煎取60ml，分2次保留灌肠，每6小时1次。

（3）适应证：气滞腑实型肠梗阻、术后肠麻痹及湿热型胃肠炎。

（4）出处：《江西中医药》，1982（2）：31-32.

8.理气通腑汤

（1）处方：厚朴、枳实、生大黄、玄明粉（分冲）、炒莱菔子（打碎）、赤芍、当归各15g，木香9g。

（2）方法：每日1剂，加水800ml，煎至200ml，早晚各行低位灌肠1次。

（3）适应证：用于气滞血瘀型术后肠粘连引起的腹痛、腹胀、便秘等症。

（4）出处：《中西医结合治疗常见外科急腹症》。

9. 通便药条

（1）处方：牙皂、细辛各6g，蜂蜜30g。

（2）方法：将牙皂、细辛捣为细末过罗，再将蜂蜜用文火熬起泡，至冷后变硬为度，离火后将上2味药末拌入，制成长2~3寸，粗如手指的药条，纳入直肠。

（3）适应证：蛔虫性肠梗阻。

（4）出处：《陕西中医》，1989（3）：99.

10. 松解散

（1）处方：当归、丹参、红花、桃仁、厚朴、延胡索、陈皮、白术、生白芍、甘草、赤芍各等份。

（2）方法：以上方药粉碎后装入1个10cm×10cm的粉红色纯棉布包中，将药包敷在神阙穴，外用绷带或宽布带固定，用温水袋热敷或红外线理疗，每次20~30分钟，每日3次。药包平时戴在身上，4天为1个疗程。

（3）适应证：用于气滞血瘀型术后肠粘连引起的腹痛、腹胀、便秘等症。

（4）出处：《中西医结合治疗常见外科急腹症》。

11. 香枳散

（1）处方：莱菔子、枳实、木香、白酒各30g，四季葱头50g，食盐500g。

（2）方法：先将枳实、木香、莱菔子、食盐放入铁锅中炒热，趁热将上药混合以纱布包裹外敷脐及周围，药冷后可继续放锅内炒热再敷。每次30~60分钟。为了增强疗效，可在药袋上加压热水袋，提高药袋温度，使药力持久。

（3）适应证：气滞寒凝型腹胀、肠梗阻及寒性腹痛。

（4）出处：《常见外科病中医外治妙法经典荟萃》。

12. 消胀散

（1）处方：鲜橘叶100g，小茴香、麸皮各30g，食盐50g。

（2）方法：将鲜橘叶、小茴香捣粗末后加入麸皮、食盐，炒热，装入纱布口袋，外敷脐部3~4小时。

（3）适应证：寒凝气滞型腹胀、术后肠麻痹及小儿积食腹胀。

（4）出处：《中西医结合杂志》，1989（7）：420.

13. 苍白散

（1）处方：苍术、白芷、细辛、猪牙皂各45g，炒枳壳、丁香、肉桂各9g，冰片1.5g。

（2）方法：以上方药共研细末，和匀备用。每取药散15~20g，入细葱白1根，共捣烂如泥，敷于脐中，外以消毒纱布覆盖，胶布固定，12小时后取下。

（3）适应证：寒湿凝滞型腹胀、肠麻痹及小儿积食腹痛。

（4）出处：《常见外科病中医外治妙法经典荟萃》。

14. 香皂散

（1）处方：丁香30~60g，猪牙皂5~10g。

（2）方法：以上方药共研细末，和匀备用。每取药散20~30g，加入75%乙醇或白开水调敷脐部及周围，外以消毒纱布覆盖，胶布固定。

（3）适应证：寒凝气滞型腹胀、腹痛及便秘。

（4）出处：《常见外科病中医外治妙法经典荟萃》。

15. 安蛔粉

（1）处方：鲜苦楝根皮300~400g，鲜四季葱100~150g，食盐100~150g。

（2）方法：以上方药共捣如泥，加食醋适量调成糊状，外敷全腹部约12小时，为防止滑动脱落，可用塑料薄膜或布巾加以固定。

（3）适应证：蛔虫性肠梗阻、胆道蛔虫病及小儿蛔虫性腹痛。

（4）出处：《中西医结合杂志》，1986（11）：694-695.

16. 药熨方

（1）处方：四制香附15g，肉桂15g，盐小茴香20g，白芷15g，麸炒苍术15g。

（2）方法：中药混匀装入布袋内，洒15ml水于中药上，在微波炉中加热至50~60°C后置于神阙穴，持续0.5~1小时，每日1~3次。

（3）适应证：寒湿凝滞型腹胀、腹痛及术后肠麻痹。

（4）出处：《家庭医药》，2019（8）：176-177.

17.热熨方

（1）处方：猪牙皂、细辛、白芷、苍术、丁香、肉桂各20~60g，葱白、生姜各适量。

（2）方法：将葱白、生姜用刀切碎如小米粒大小，余药共研为细末，同入铁锅内炒热，再装入20cm×20cm的布袋内，以神阙穴为中心，热熨腹部，待药凉后再加热继续熨腹部，隔12小时换药1次。

（3）适应证：麻痹性肠梗阻。

（4）出处：《浙江中医杂志》，1996（10）：446.

（二）针灸妙法

1.毫针法

（1）取穴：主穴取内关、合谷、中脘、天枢、气海、足三里、公孙、太冲、大肠俞；实证加支沟、上巨虚、丰隆、内庭；虚证加列缺、阴陵泉、照海、三阴交。

（2）操作：首刺大肠俞，选用75mm毫针刺入65mm，得气后施提插捻转泻法，运针1分钟，使局部有酸胀感，且向腹部及腰骶部放射，不留针；中脘、天枢、气海选用75mm毫针，与腹壁皮肤呈30~45°，斜向下刺入65mm，施提插捻转针法，使针感向小腹传导；足三里，针尖稍向上刺入50mm，施以捻转针法，使针感上传并过膝为度；支沟直刺或针尖稍向上斜刺，得气后施捻转泻法，使针感达于指端或肘部；余穴按常规操作，依辨证补虚泻实。留针30分钟，开始每日2次，排气排便后只取主穴，每日1次。

（3）适应证：气虚血瘀型急性肠梗阻，尤其适用于术后粘连、粪块堵塞等非绞窄性梗阻。

（4）出处：《中国针灸》，2005（5）：343-344.

2.电针法

（1）取穴：天枢、中脘、梁柱门、足三里。

（2）操作：穴位皮肤常规消毒后，选用28号2寸毫针进针，得气后接G6805电针仪，用间断波刺激30分钟，刺激强度以病人能够忍耐为限，每日1~2次。

（3）适应证：气型麻痹性肠梗阻。

（4）出处：《中国针灸》，2000，20（S1）：116–117.

3.芒针法

（1）取穴：双侧合谷透后溪，双侧间使透支沟，双侧梁丘透阴市，双侧足三里透下巨虚。

（2）操作：30号3寸针从合谷沿掌侧面向后溪透刺，得气后行震颤手法；30号2寸针从间使垂直向支沟透刺1.5cm；28号3寸针以15°角从梁丘向阴市透刺2.5cm；28号5寸针以15°角从足三里向下巨虚透刺4.0cm，另取30号3寸针从足三里直刺2.5cm，与前一透穴呈T形。进针得气后，间使透支沟、梁丘透阴市、足三里透下巨虚行泻法（拇指向后捻转，频率每分钟100次以内，捻转上提），足三里行补法（拇指向前捻转，频率每分钟200次以上，捻转下按），先泻后补，15分钟行针1次，每次1分钟，留针3小时。并可根据病情间隔数小时后重复使用。

（3）适应证：气滞血瘀型功能性肠梗阻（如术后麻痹性肠梗阻）及不完全性机械性肠梗（如粘连性梗阻早期）。

（4）出处：《中国中西医结合急救杂志》，1999（7）：43–44.

4.挑治法

（1）定位：天枢或疼痛中心点与其上、下、左、右点，每点距离相等，呈四边形。

（2）操作：穴位常规消毒，将针具放在挑点中心处，刺入一定深度后，将针体轻轻上提，并做左右摇摆运动，将挑起的皮肤拉断，挑开后，便可挑出一些稍具黏性的皮内纤维，挑一条拨出一条，直至把针口周围的纤维挑完为止，并可加拔火罐。每日1~2次，3次为1个疗程。

（3）适应证：气滞血瘀型非绞窄性肠梗阻的早期干预。

（4）出处：《常见外科病中医外治妙法经典荟萃》。

5.水针法

（1）取穴：双侧足三里。

（2）操作：让患者仰卧，双腿屈膝成90°，在外膝眼下3寸处胫骨前嵴外一横指取足三里穴，用2ml注射器抽取新斯的明1ml（0.5mg），常规消毒局部皮肤后，分别直刺左右两穴1.5~2cm深缓慢上下提插，待两腿感酸、胀、麻后抽取无回血后即将药物缓慢推入，注射完毕后用干棉签压迫1分钟，以加强疗效。每天在同一时间注射，共3天。

（3）适应证：气血瘀麻痹性肠梗阻。

（4）出处：《上海针灸杂志》，2009，28（6）：355–355.

6.神阙灸法

（1）取穴：神阙。

（2）操作：用艾箱灸神阙穴。将艾条点燃后插入艾箱内固定，置于神阙穴进行熏灸，时间30分钟，以局部出现温热感或灼热感但不灼伤皮肤，或出现肌肉的跳动或局部有舒适感、局部皮肤均匀汗出为度。每天2次，1周为1个疗程。

（3）适应证：寒湿阻滞型不完全性肠梗阻。

（4）出处：《实用中医药杂志》，2014，30（12）：1149–1150.

8.药物灸法

（1）取穴：大肠俞、关元、天枢、左大横。

（2）操作：将王不留行、桂枝、白芷、急性子、公丁香研成细末，加入少许面粉，调成薄糯糊状，涂于纱布上晒干，制成灸用衬布。艾灸时，把艾条燃旺，对准经穴，中隔衬布压灸3~7次。艾灸时，应适当选择衬布厚度，注意防止烫伤。

（3）适应证：气滞血瘀型肠梗阻及术后粘连性不完全梗阻。

（4）出处：《常见外科病中医外治妙法经典荟萃》。

第二节　痔

痔是一种常见的外科病，因其性质未完全清楚，故尚无确切定义。一般认为，直肠末端黏膜下和肛管肛缘皮下静脉丛曲张扩大形成的柔软肿物称为痔。近年来认为肛管支持组织变性使肛管黏膜下层内血管衬垫滑动下移而成为痔。现代医学根据痔发生部位、症状和病理性质的不同，一般将痔分为外痔、内痔、混合痔三大类。外痔位于齿线以下，被覆皮肤，能看到，其形状大小不规则，不易出血，以坠胀、疼痛和异物感为主要表现。由于其表现不同又分为静脉曲张性外痔、结缔组织性外痔、血栓性外痔和炎性外痔四种。内痔位于齿线以上，被覆黏膜，以出血和脱出作为主要表现。对于发生在右前、右后和左侧（截石位3、7、11点处）的称为母痔，其余部位发生的则称为子痔。混合痔居齿线上下，被覆黏膜和皮肤，由痔内、痔外静脉丛迂曲扩张所形成，内外痔间无凹沟存在而连成一体。由于外痔部分不同，混合痔常分为皮赘性混合痔和静脉曲张性混合痔两种。本病发病率占肛门直肠疾病的60%~70%，从儿童到老年任何年龄都可发生，以20~40岁多见。多数患者随着年龄增大，症状逐渐加重。本病在中医学上称为"痔疮""痔核""痔病""痔疾"等。

本节选介实效经典外治妙法，以供临床参考选用。

（一）中药外治妙法

1.消痔汤

（1）处方：椿根皮、石榴皮、刺猬皮、土茯苓、苦参各30g，连翘60g，黄柏、地肤子、皂角刺、桃仁、红花各15g。

（2）方法：根据痔疮的具体情况给予相适应的治疗。对于内痔，每日将消痔汤1剂，连续煎熬3次，取药液2500ml，以120ml直肠保留灌肠30分钟，同时做提肛运动100次，余液加热熏蒸肛门部，待温度适宜时浸洗肛门部30分钟左右，每日早、晚各1次；混合痔治法同内痔；外痔仅以熏洗即可，方法同上。3日为1个疗程，1~3个疗程即有效。

（3）适应证：湿热瘀阻型痔疮。

（4）出处：《辽宁中医杂志》，1997（8）：17.

2.治痔汤

（1）处方：蒲公英、黄柏、赤芍、丹皮、土茯苓各30g，桃仁

20g，白芷15g。若内痔嵌顿、水肿明显者重用土茯苓，加苦参、泽泻、五倍子；炎性外痔者则重用蒲公英、黄柏，加黄芩、金银花、防风；血栓性外痔者应重用赤芍、桃仁，酌加红花、川芎；疼痛剧烈者重用白芷，选加延胡索、乳香、没药。

（2）方法：每日1剂，加水2500~3000ml，煮沸后过滤去渣，将药液倒入普通搪瓷盆内，患者趁热先熏后洗，每次15~30分钟，每日2~3次。

（3）适应证：痔疮属风湿燥热侵袭脏腑，气血瘀滞下注者。

（4）出处：《广西中医药》，1988（2）：16–17.

3.祛毒汤

（1）处方：瓦松、马齿苋、甘草各15g，五倍子、花椒、防风、苍术、枳壳、侧柏叶、葱白各9g，朴硝10g。

（2）方法：以上方药加水800ml，入砂锅或搪瓷盆内煮沸10分钟，取汁。患者取蹲位，先用热气熏蒸肛门局部，水温达40℃时，坐浴10~20分钟。每日早、晚各1次，7日为1个疗程。

（3）适应证：湿热下注型肛肠疾病，痔疮、肛裂、肛周湿疹等。

（4）出处：《中国中西医结合杂志》，1998（10）：632–633.

4.猪胆膏

（1）处方：鲜猪胆1个，云南白药2g，冰片3g。

（2）方法：先剪破鲜猪胆，将胆汁倾入砂锅中，文火加热浓缩减半。加入云南白药和研细的冰片粉，搅拌成软膏状，离火降温，装入干净瓶内，密封。治疗时先用温水将肛门洗净，若为内痔，将药膏搓成条塞入肛门内保留3小时。若为外痔，用药膏涂于患处用绷带覆盖，胶布固定，保留3小时。每日换1次，晚上用药效果更好。药物保留时间越长，效果越佳。

（3）适应证：湿热瘀阻型痔疮。

（4）出处：《河北中医》，1995（1）：21–22.

5.活血化瘀膏

（1）处方：紫花地丁20g，蒲公英20g，地榆15g，槐花15g，苦参15g，败酱草15g，大黄6g，荆芥穗12g，三七粉3g。

（2）方法：水煎服，日2次口服；另行1剂用水煎得洗液500ml，待冷却温度适宜后坐浴熏洗。服药期间忌口。

（3）适应证：血瘀型痔疮。

（4）出处：《光明中医》，2018，33（7）：909–910.

6.黄连膏

（1）处方：黄连30g，黄柏30g，五倍子30g，当归15g，紫草30g，白蔹20g，赤芍15g，白芷15g，香油2000~2500ml。

（2）方法：先将上述中药用香油2000~2500ml浸泡1~2昼夜后，文火炸焦，过滤去渣，搅拌均匀，再加入蜂蜡220~250g，熔化后混匀冷藏备用。每天涂药1次。

（3）适应证：湿热瘀阻型肛周疾病。

（4）出处：《中国中西医结合学会第十六次全国消化系统疾病学术研讨会论文汇编》，2004：196–197.

7.消痔膏

（1）处方：栀子、大黄、苍术、金银花、白芷、黄柏各30g，地榆炭、槐角炭各60g，芒硝、五倍子各15g，冰片10g。

（2）方法：以上方药共研细末，过80目筛，装袋备用。治疗时将患处洗净，擦干。取药末20g，用茶水及少量凡士林调成膏状，涂于肛周，纱布敷盖，胶布固定。早、晚各换药1次，10天为1个疗程。

（3）适应证：湿热下注型痔疮。

（4）出处：《中医外治杂志》，2000（3）：17.

8.清凉散

（1）处方：煅石膏30g，冰片1.5g。

（2）方法：取生石膏50kg。将铁锅一口露天置放，锅底铺一层厚木炭（杠炭尤佳），其上平放一层石膏，依次一层木炭，一层石膏，交错垒，注意通风透气，石膏周围用木炭填塞，顶部用木炭覆盖，然后点火，待木炭烧为灰烬，令其自行冷却，拣取石膏时，如呈白色肌束块状，用手指搓捻成粉者即可用，否则需如法重煅。而后，将石膏移室内土地上，1个月后退去火性，再将石膏研末过筛，按处方比例加入冰片，混匀，再次研细，瓶装密闭待用。①对出血的内痔或肛裂患者，用冷开水或人乳汁（后者较好）与本品调成糊状（5:1），用甘油注射器吸入10~20ml，注入肛内作保留灌肠。②嵌顿性内痔，肛裂疼痛及各种外痔发炎患者，除注入肛内外，还应将清凉散调糊涂敷，用量以不见病灶为宜，范围略宽于患部，再用油纸或塑料薄膜覆盖，使能保持一定湿度，外加包扎固定，一日换药2次。

（3）适应证：实热内蕴型痔疮、肛裂。

（4）出处：《四川医学》，1981（4）：222.

9.敷脐散

（1）处方：吴茱萸10g，延胡索10g，五灵脂10g，没药10g，草果10g，冰片10g。

（2）方法：上药研磨成粉末状密封备用，于混合痔外剥内扎术的患者施行麻醉后4小时开始用中药敷脐。常规消毒神阙穴（脐孔），取适量药粉，用温水及少许蜜糖调成糊状，每次用50g外敷脐部神阙穴，覆盖范围2.0cm×1.5cm大小、厚0.5cm，覆盖塑料薄膜及纱布，外用胶布固定，8小时后换药1次。

（3）适应证：痔疮术后疼痛。

（4）出处：《实用中医药杂志》，2015，31（10）：952.

10.痔炎灵

（1）处方：乌药、大黄、当归、血竭、地榆各150g，黄柏、黄连、石菖蒲、红花各75g，冰片、白矾各50g。

（2）方法：以上方药研为极细末，过120目筛，加凡士林1500g调匀，装容器高压消毒后备用。先用1:5000高锰酸钾溶液坐浴后，将痔炎灵涂在纱布上敷患处，胶布固定，每日换药2次。

（3）适应证：炎性外痔、血栓性外痔及术后创面护理。

（4）出处：《中医外治杂志》，1996（6）：7.

11.两面针洗剂

（1）处方：两面针、毛冬青各30g，防风10g，五倍子、芒硝各

15g。

（2）方法：采用专用粉碎机将上药打磨成粉末状，用纱布包好备用，用时将包好的药粉放入盆中，加入沸水1000~1500ml浸泡，待药液温度适宜时坐浴，每次15分钟，每天2次（大便后及睡前各1次），坐浴后局部涂马应龙麝香痔疮膏，同时嘱患者保持大便通畅，若大便干结难解，可口服麻子仁丸以通利大便。

（3）适应证：湿热瘀毒型痔疮、肛周湿疹及术后创面。

（4）出处：《新中医》，2009，41（12）：73-74.

12.蒲参银汤

（1）处方：苦参、蒲公英、桃仁各30g，五倍子、黄柏、金银花、当归各20g，生甘草15g，明矾10g。

（2）方法：患者先排空大便，将煎好的药汤趁热倒入盆内，患者坐在盆上，使热气熏蒸肛门，待药汤温度渐降（约40℃）时，将臀部坐于盆内泡洗15~20分钟，每天2次，坐浴完毕，擦干患处。如有伤口，应及时换药。

（3）适应证：湿热瘀滞型痔疮，尤其适用于痔疮的急性期或术后恢复。

（4）出处：《常见外科病中医外治妙法经典荟萃》。

13.银连洗液

（1）处方：金银花、连翘、黄柏、五倍子、白矾各15g，蒲公英、地榆、芒硝各30g，生大黄20g，冰片（另包）10g。肛门局部发痒者加用苦参15g、花椒10g；伴内痔出血者加用炒槐花15g，侧柏叶20g。

（2）方法：以上方药除冰片外，均置于砂罐或不锈钢锅中，加冷水约2000ml，浸泡30分钟，用武火煮沸后再用文火煎熬15分钟，把药液滤渣后倒入瓷盆内。然后再加冷水约1500ml，用上法煎熬。将两次药液混在一起，先熏后坐浴患处。熏浴前先将冰片放入盆中搅匀。每日1~2次，每次30分钟。

（3）适应证：主治湿热下注痔疮。尤其适用于痔疮出血。

（4）出处：《常见外科病中医外治妙法经典荟萃》。

14.双花洗剂

（1）处方：金银花100g，花椒50g，艾叶、蒲公英、芒硝、百部、明矾、地肤子、蛇床子各25g，雄黄10g，苦参30g。

（2）方法：将上药放入盆内，加水至2000~3000ml，待煎开后将盆放在地上或特制的坐浴椅上，患者趁热气盛时先熏患处，待水变温后坐浴20~30分钟。如患者不能下蹲，可用毛巾蘸取药液局部热敷。每日熏洗1~2次。

（3）适应证：主治湿热下注型痔疮、肛裂、肛周湿疹。

（4）出处：《黑龙江中医药》，1990（2）：21-22.

15.消痔灵栓

（1）处方：白及、地榆各80g，仙鹤草30g，三七、黄连、乳香、血竭、明矾、大黄各50g，冰片25g。

（2）方法：将上药研为细末，过160目筛，取药末520g，加入半合成甘油脂肪酸910g作基质，放在容器内加热，至完全混匀后加入冰片，搅拌均匀，然后倒入冷却的涂有润滑油的模中至稍微溢出为度，待冷却后用刀切除溢出部分，而后开模将栓剂取出包装，放置在30℃以下保存备用。每日1~2次，每次1粒，于便后或睡前塞入肛门内为宜。

（3）适应证：湿热瘀滞型内痔出血、混合痔肿痛及肛裂。

（4）出处：《现代临床医学》，1985（4）：57-58.

16.艽柏皂刺汤

（1）处方：秦艽、黄柏各25g，桃仁20g，苍术、泽泻、防风各15g，皂角刺、当归各10g，大黄5g。便血多者加地榆15g，肿痛明显者加赤芍10g，脱出重者加升麻10g，偏热者加金银花20g，偏寒者加附子10g。

（2）方法：以上方药加水3000ml，用文火煎30分钟，去渣取汁于盆中，然后患者先熏后坐浴，坐浴20分钟左右。每日1~2次，10日为1个疗程。

（3）适应证：湿热瘀滞型痔疮、肛裂及肛周炎性疾病。

（4）出处：《常见外科病中医外治妙法经典荟萃》。

17.四黄苦参汤

（1）处方：苦参30g、川芎30g、黄芩30g、防风30g、白芷30g、当归30g、大黄20g、黄连20g、黄柏30g、五倍子30g、芒硝30g、硼砂30g、甘草20g。

（2）方法：上述方剂以水煎后得药汁行熏洗治疗，每日2次，每次30分钟，熏洗完成后需烘干并均匀涂抹肛泰软膏，连续治疗20天。

（3）适应证：湿热瘀滞型痔疮、肛裂及肛周炎性疾病。

（4）出处：《备急千金要方》苦参汤加减方。

18.消肿止痛汤

（1）处方：金银花、蒲公英、白菊花、艾叶、芒硝各30g，花椒、五倍子各20g，苍术、防风、侧柏叶各15g，葱白6根。肛门湿疹加苦参、蛇床子；血栓加红花、半夏；内痔脱出加黄芪、升麻；痛剧者花椒量加至60g，并加用川乌。

（2）方法：上药入锅内煎煮2次弃渣，取2次煎液合用，趁热先熏后洗，每日2次，每次20分钟，6天为1个疗程。

（3）适应证：外痔发炎、肛管水肿和内痔脱出。

（4）出处：《陕西中医》，1988（10）：463.

19.大黄苦参汤

（1）处方：大黄、苦参、朴硝各30g，黄柏、桃仁、红花、白矾、五倍子各15g。

（2）方法：将上药加水3000ml，文火煎至2000ml，倾出药液留渣复煎1次，煎取药液2000ml，将2次药液混合，分早、中、晚各熏1次，每日1剂。使用时将药液加热倒入盆内趁热先熏，待药液不烫时再坐浴20~30分钟。

（3）适应证：湿热瘀毒型痔疮、肛裂及肛周炎性疾病。

（4）出处：《广西中医药》，1995（2）：15.

20.中药熏洗方

（1）处方：川柏10g、苍术10g、红花10g、白花蛇舌草30g、五倍子10g。

（2）方法：将上述中药加水2000ml煮沸，一般煮15~20分钟后，将药液趁热倒入盆内，上置带孔木盖，协助患者脱去内裤，坐在木盖上熏蒸肛门部位，待药液温度降至37℃~40℃拿掉木盖，坐入盆中泡洗，使肛门浸入药液中，每次坐浴15~20分钟。

（3）适应证：痔疮术后。

（4）出处：《医药论坛》，2002（19）：62.

21.艾蝎烟熏方

（1）处方：艾绒30g，全蝎（有尾者）1~2只。

（2）方法：将艾绒放于直径约7cm的瓦片上，全蝎尾向上埋藏在艾绒之中，把放有艾绒、全蝎的瓦片置于1只干净的痰盂或大口的瓦罐中，点燃艾绒即可治疗。患者肛门和臀部用清水洗净擦干后坐于痰盂或瓦罐之上熏。待艾绒燃尽、余烟散完为1次。每天1次，3次为1个疗程，一般1~2次后痔疮疼痛消失，1~2个疗程后痔核萎缩枯掉。

（3）适应证：湿热瘀阻型外痔、混合痔。

（4）出处：《福建中医药》，1991（1）：16.

22.麝香痔疮膏

（1）处方：羊毛脂（或凡士林）100g，麝香、牛黄、煅研珍珠粉各2g，龙脑5g，炉甘石10g。

（2）方法：以上方药共研细末，与油脂性基质混匀，制成膏剂，密封备用，或每10g分装备用。每日局部常规消毒后用本品涂抹3~5次。

（3）适应证：湿热瘀阻型痔疮。

（4）出处：《中医杂志》，1984（9）：52.

23.消炎止痛膏

（1）处方：五倍子630g，冰片、雄黄、朱砂各64g，黄连170g。

（2）方法：以上方药混合粉碎过100目筛。每取116g，用凡士林加至1000g搅匀呈膏状，备用。使用前先用温水洗臀部，使局部清洁，然后将此药膏涂在无菌敷料上，敷盖于红肿处固定。敷料范围应大于红肿边缘约1cm。每日2次，轻者用药2次即愈，重者用药5~7日，局部症状消失。

（3）适应证：湿热型痔疮。

（4）出处：《陕西中医》，1994（11）：497.

24.复方玉关散

（1）处方：明矾、诃子、生大黄、蒲公英、地龙各30g，五倍子50g，五味子、冰片各20g，马钱子15g。

（2）方法：先取马钱子伴河沙炒，待药发出炸裂声后起锅，再将以上诸药共研细末，装瓶备用。嘱患者排便，后用温开水洗净肛门，以1∶5000高锰酸钾溶液坐浴20分钟。让患者取侧卧位，取上药4g，用温开水调湿，摊于消毒纱布上，将药贴敷在脱出的痔核上，贴敷2小时，每日2次。敷药4次后脱出的痔核开始萎缩，第5次换药可见肛缘的水肿黏膜皱缩，残留痔核还纳于肛内。

（3）适应证：湿热瘀毒嵌顿型内痔。

（4）出处：《云南中医中药杂志》，1987（2）：34.

（二）针灸妙法

1.毫针法

（1）取穴：二白、承山、承扶、次髎、会阳、大肠俞、长强。伴脱肛者，加灸百会、神阙；肛门肿痛者配秩边、飞扬。

（2）操作：取适当体位，皮肤常规消毒下，用0.35mm毫针针刺，得气后留针20~30分钟，每5分钟行针1次，二白、承山、会阳等穴可用强刺激透天凉法，余穴可用平补平泻，每日1次。

（3）适应证：湿热瘀滞型与气虚下陷型痔疮。

（4）出处：《湖南中医杂志》，2004（4）：40–41.

2.火针法

（1）定位：痔核上方（结石位），母痔上方的直肠上动脉区。

（2）操作：常规消毒后，插入肛门镜，找准施术部位，将火针烧红，快速刺入施术的部位。一般先在痔核上方（结石位），3点、7点、11点3个母痔上方的直肠上动脉区各刺1针，意在阻断痔内血的来路，然后根据痔核大小，在周围及痔核上刺数针，深度为有抵抗感为宜，即到达黏膜基底层。有时针后血喷如注，此时不要止血，继续施术，待血自止为宜，火针放血为火针疗效的一个组成部分。一般每周1次，火针针眼1周后愈合，愈合前一直起作用。2次为1个疗程。

（3）适应证：单纯内痔、混合痔。

（4）出处：《北京中医药》，2005（5）：299-300.

3.挑痔法

（1）取穴：痔点（在第7胸椎以下，骶部以上，两侧腋后线之间的范围内寻找痔点，如同时找到数个相同痔点，则选择最靠近下部的一点）、大肠俞（如找不到痔点，则选择穴位大肠俞）。

（2）操作：在痔点上或大肠俞处用1：1000苯扎溴铵消毒，用消毒过的大号缝被针挑破痔点皮肤，然后向深部再挑，以挑尽为主。在操作时，针的方向与脊柱平行，疮口长约0.5cm，深0.2~0.3cm，一般无出血，或稍有出血。最后涂以红汞，用胶布封闭。一般挑1次即可见效，若未愈可隔10日再挑1次。

（3）适应证：非绞窄性痔疮的保守治疗，尤其对出血性内痔和炎性外痔效果显著。

（4）出处：《江西中医药》，1999（1）：36.

4.割治法

（1）取穴：龈交。

（2）操作：暴露上唇系带，局部消毒。在系带中部有米粒状突起处或系带颜色变红处，用手术刀迅速做0.3~0.5cm的半月形切除，随即以消毒棉球压迫止血。

（3）适应证：内痔出血及早期脱垂的辅助治疗。

（4）出处：《中国针灸》，1986（6）：19.

5.耳压法

（1）取穴：内痔点、痔核点、肛门。配大肠、脾、神门、皮质下、交感、耳尖、肾上腺。痛甚加神门、皮质下；出血多加交感，脑点；肿块大加心、肾上腺；便秘加脾、大肠；实证加耳尖、心；

虚证加升压点。

（2）操作：用药物浸制过的王不留行籽贴压，隔日换贴药丸1次，两耳轮流贴治，7次为1个疗程，每穴每天按压5次，每次300下。

（3）适应证：各型痔疮的保守治疗及术后症状管理。

（4）出处：《陕西中医》，1993（10）：33.

6.锋钩针法

（1）取穴：让患者反坐于靠背椅上，臀部后移，充分暴露骶尾部，取双上髎和骶尾相连处的压痛点。

（2）操作：常规消毒所取穴位，左手绷紧所刺部位皮肤，右手持锋钩针迅速将针头刺入皮下，然后上下提动针柄，钩割皮下白色纤维。一般钩割3~4针，出针后立即用干棉球按压针孔片刻，然后用创可贴贴敷。每周1次，3次为1个疗程。

（3）适应证：血栓性及炎性外痔的急性期治疗。

（4）出处：《常见外科病中医外治妙法经典荟萃》。

7.穴位埋线法

（1）取穴：主穴取大肠俞、气海俞，配穴取承山。

（2）操作：在选穴处用龙胆紫做标记，常规碘酒、乙醇消毒。所选穴位用1%利多卡因局麻。羊肠线剪成3~5cm长的小段，置于高压消毒过的16号穿刺针头的针芯内，浸泡于75%乙醇中备用。将置有羊肠线的穿刺针刺入气海俞约1.5寸，而后向大肠俞透刺，使局部产生酸、麻、胀感，施以提插行针手法，边行针边让患者做提肛动作30~40次，然后再边推针芯边退针，将羊肠线埋入穴位内。视病情之轻重可在配穴处施以同样的手法埋入羊肠线。30日埋线1次。

（3）适应证：各型痔疮的保守治疗，尤其对出血性内痔和混合痔脱垂效果显著。

（4）出处：《中国针灸》，1999（5）：42.

8.穴位注射法

（1）取穴：孔最（前臂桡侧，腕横纹上7寸）、二白（腕关节上

4寸）。

（2）操作：穴位局部皮肤常规消毒，取丹参和山莨菪碱注射液各2ml，抽入注射器内，分别直刺上述穴位2.5~3cm，局部有酸、麻、胀感后推入药液各2ml。次日换对侧穴，连续5次为1个疗程，重者可连续治疗2个疗程。

（3）适应证：痔疮出血、疼痛、水肿等症状，尤其对顽固性便血和术后并发症效果突出。

（4）出处：《临床军医杂志》，2006（5）：650.

9.小针刀疗法

（1）取穴：二白。

（2）操作：用甲紫溶液在双侧腕横纹上4寸，桡、尺骨内侧（即二白）做好进针部位的定点记号。铺无菌洞巾，用小针刀做纵行疏通剥离后出针，注意避开血管和正中神经。出针后，将创面消毒用创可贴外敷。整个手术时间为4~5分钟，患者痛苦少，简单快捷，不出血。

（3）适应证：痔疮出血、疼痛、脱垂等症状，尤其对急性血栓性外痔和Ⅰ－Ⅱ期内痔效果显著。

（4）出处：《湖南中医杂志》，1999（6）：24.

10.刺络拔罐法

（1）取穴：腰阳关。

（2）操作：患者取俯卧位，穴位局部用碘酒、乙醇常规消毒后，用三棱针对准穴位快速垂直刺入0.2~0.3cm，随即出针，以出血为佳，再拔罐10~15分钟，起罐后清除瘀血消毒创面，用纱布包扎。一般1周治疗1次。

（3）适应证：主治痔疮出血、疼痛、脱垂等症状，尤其对急性血栓性外痔和Ⅰ－Ⅱ期内痔效果显著。

（4）出处：《现代中西医结合杂志》，1999（6）：951.

11.药线点灸法

（1）取穴：痔核表面（包括顶部、体部、根部）。核小的一般点2~3壮。痔核大的或外翻脱出者每个可点8~10壮不等。

（2）操作：先让患者排空大便，取侧卧位，屈膝、弯腰，暴露肛门，用石蜡油润滑肛窥镜及肛门，嘱患者张口呼吸，放松肛门，然后缓缓插入肛窥镜，暴露痔核。用1∶1000苯扎溴铵液常规消毒、用棉签擦干痔核表面。用中号止血钳挟持药线的一端，点燃蜡烛，点燃药线的前端，用药线火星直接点灸痔核表面致灰白色。溃疡出血、化脓感染部位均可点灸。

（3）适应证：主治内痔出血、外痔疼痛及混合痔脱垂等症状，尤其对急性期便血和血栓性外痔效果显著。

（4）出处：《中医杂志》，1990（10）：30.

第三节　肛裂

肛裂是肛管皮肤的纵行裂损，居肛缘与齿线之间，表现为肛管皮肤全层破裂。其分类方法较多，大致分类有二期分类法、三期分类法、四期分类法、五型分类法、七种分类法等。肛裂是一种较为常见的肛门疾病，好发于20~40岁；男、女发病率受地域等影响报道不一，我国统计男性多于女性，而欧美等国家调查统计为女性多于男性；老人与儿童少见。成人肛裂的发病率占4%~6%，在就诊的肛肠疾病中占13.9%。肛裂裂损常位于肛门后正中位，也可见于前位，多为单发。由于疼痛剧烈，发病率高，故被列为肛门直肠疾病的三大主病之一。本病一般属中医学"痔"的范畴。

本节选介实效经典外治妙法，以供临床参考选用。

（一）中药外治妙法

1.浴裂汤

（1）处方：乳香、没药、红花、桃仁、丝瓜络、艾叶、椿根皮各15g。初期新肛裂者减少艾叶用量，加金银花15g、黄柏20g、马齿苋30g；二期慢性炎症性肛裂者加重艾叶用量，并加川芎15g。

（2）方法：将上药粉碎，用纱布包，置于脸盆内，加水半盆浸泡后，煎煮半小时，趁热熏洗，不烫手时将臀部浸泡于药液中坐浴。每次半小时，每日早、晚各1次。每剂药可用1~5日。

（3）适应证：初期、二期急慢性肛裂。

（4）出处：《实用肛门直肠外科治疗学》。

2.五味汤

（1）处方：芒硝30g，五味子、黄柏、生地黄各15g，秦艽20g，苍术、花椒各10g，当归12g，苏叶6g，冰片（后下）3g。

方法：以上方药研制为粗粉，装包密封备用。术后第二天开始熏洗会阴，每包加开水2000ml，浸20分钟，后加入冰片，先熏后坐浴，每次20分钟，早、晚各1次。

适应证：肛肠或会阴部术后创面愈合不良、炎症水肿。

出处：《常见外科病中医外治妙法经典荟萃》。

3.苦黄汤

（1）处方：苦参20g、黄柏20g、蛇床子20g、地肤子20g、黄连15g、黄芩15g、地丁15g、连翘15g。

（2）方法：上药浓煎200ml，分早晚温水坐浴。治疗期间，消除不良精神刺激，忌食辛辣及海鲜，用油纱条换药，1次/天。

（3）适应证：湿热下注型肛裂及术后感染。

（4）出处：《现代中西医结合杂志》，2003（1）：84.

4.清活汤

（1）处方：黄芩、黄柏、苍术、当归、川芎、丹参、黄芪、白芷、延胡索各20g，制乳香、制没药各10g，地榆、槐花各15g，冰片（后下）3g。

（2）方法：以上方药置于瓷盆中加水4000ml，煎煮20分钟，坐浴至药凉，下次加水加热后再坐浴。每日2次，每剂药可用2~4次。

（3）适应证：湿热瘀阻型肛裂及术后创面修复。

（4）出处：《常见外科病中医外治妙法经典荟萃》。

5.苦参液

（1）处方：苦参50g，荆芥、防风、花椒各30g，冰片（后下）5g。

（2）方法：将上药浸泡于6000ml冷水中20分钟，再用文火煎20~30分钟，停火后，去渣取汁，加入冰片，待冷却至约40℃时，行坐浴15~20分钟。每日1剂，连用6剂为1个疗程。

（3）适应证：湿热下注型肛裂。

（4）出处：《新中医》，1995（4）：48.

6.裂创灵

（1）处方：白及、芒硝、大黄各50g，木鳖子、苦参各30g。

（2）方法：以上方药研成粉末，分装，20g为1袋，密封备用。治疗时取1袋药粉倒入盆内，用2000ml开水冲开，先熏蒸，待水温适度后坐入盆中浸泡。每次20~30分钟，每日2次，每袋药粉可用3~4日。

（3）适应证：湿热瘀阻型肛裂、痔疮及慢性皮肤溃疡。

（4）出处：《常见外科病中医外治妙法经典荟萃》。

7.乳黄油

（1）处方：白及、天花粉、大黄各60g，乳香、没药各50g，麻油1000g。

（2）方法：将麻油加热至沸，倒入乳香、没药、天花粉，炸10~15分钟后，加入大黄、白及，继用文火加热5~10分钟，停火后挤出油备用。治疗时患者取右侧卧位，局部麻醉（局麻）后行手指扩肛（两手食指掌面向外扩张肛管，逐渐伸入两中指，呈四指扩肛，持续3~5分钟），然后用无菌纱条蘸乳黄油覆盖创面，无菌敷料包扎。术后第2天排便，便后坐浴，继前换药。

（3）适应证：肛裂术后创面修复及慢性皮肤溃疡。

（4）出处：《山西中医》，2008（5）：9.

8.珠黄膏

（1）处方：牛黄、血竭、白及、紫草、珍珠粉各25g，冰片15g。

（2）方法：将前4味药烘干，粉碎过150目筛，将冰片、珍珠粉研细末与上药和匀，加凡士林（温火熔化）、麻油（凡士林与麻油之比为17：3）调成糊状软膏，装瓶密封备用。患者每次便后用盐水坐浴10分钟，然后外涂珠黄膏。每次换药时，视裂口大小取软膏均匀涂在裂口上，外盖消毒敷料，纱布固定，每天1~2次。

（3）适应证：热毒瘀阻型肛裂、痔疮及术后创面修复。

（4）出处：《新中医》，2003（1）：54.

9.肛裂膏

（1）处方：白矾200g，冰片、黄连各80g，五倍子60g。

（2）方法：以上方药烘干，研成粉，过细筛成细粉末，加适量麻油，调配成软膏备用。患者便后、晚睡前用1∶5000高锰酸钾溶液坐浴，然后用肛裂膏敷。

（3）适应证：湿热瘀阻型肛裂及肛周湿疹。

（4）出处：《中国中西医结合杂志》，1996（4）：241.

10.裂痛宁

（1）处方：白及、薄荷各10g，黄柏、黄芪、氧化锌膏各15g，凡士林250g。

（2）方法：将前4种药研为细末后连同氧化锌膏一起加入凡士林内，搅拌均匀，配成30%软膏（冬季可加入适量麻油）。清洁创面后，用此膏涂裂口。每日2次，7日为1个疗程。

（3）适应证：湿热瘀阻型肛裂及浅表皮肤溃疡。

（4）出处：《新中医》，1991（12）：36.

11.平安散

（1）处方：乌梅及干姜（上药炒炭存性）、冰片。

（2）方法：以上方药按5∶4∶3比例配制，研末。再按1∶5比例加凡士林，搅拌均匀后，制成油纱条。然后用油纱条卷成火柴棒样栓剂，外用糯米纸定型。长短、粗细可根据临床需要制成不同规格，储瓶备用。用时先将肛门周围消毒，然后把栓剂置入裂口中，若陈旧性肛裂已纤维化可先用刮匙刮后再把栓剂置入，外盖纱布。隔日换药至愈合为止。

（3）适应证：肛裂及术后创面修复。

（4）出处：《四川中医》，1986（3）：52-53.

12.裂愈汤

（1）处方：黄芩20g，苍术20g，明矾10g，五倍子10g，川楝子10g，红花10g，乳香10g，地榆15g，槐花15g，连翘20g，紫草10g，芒硝20g。

（2）方法：以上药置于瓷盆中加水5000ml，煎30分钟，嘱患者趁热坐在盆上熏洗患处，注意防止烫伤，待药液不烫时先坐浴，然后用纱布蘸药液外洗，一定要将肛门部浸入药液中，每次浸洗约40分钟，每天1剂，早晚各熏洗1次，7天为1个疗程。

（3）适应证：湿热瘀阻型肛裂初期。

（4）出处：《菏泽医学专科学校学报》，2003（2）：66-67.

13.肛裂合敷膏

（1）处方：虎杖90g，黄柏、紫草各60g，延胡索、木瓜、防己、莪术、血竭、煅古墨、白及各30g，煅石膏、煅炉甘石各180g，硼砂15g，冰片10g，尼泊金乙酯2g，凡士林、羊毛脂各250g，液状石蜡12.5g。

（2）方法：方中煅石膏、煅炉甘石、白及、血竭、煅古墨、硼砂、冰片分别单独研细，通过120目筛。煅石膏、煅炉甘石粉按等量递增法混匀，备用。血竭、煅古墨、硼砂、冰片以套色法混匀，备用。将方中虎杖等前7味药置锅中加水适量煎煮2次，每次2小时，滤过，合并滤液，加热浓缩成相对密度为1.2~1.3的清膏，取部分煅石膏、煅炉甘石混合粉加入清膏中拌匀后制成粗颗粒，烘干，粉碎，通过7号筛，备用。将凡士林、羊毛脂、液状石蜡混合加热，至温度达到200℃左右时，徐徐加入所剩余的煅石膏、煅炉甘石混合粉，搅匀，恒温2小时后再将温度降至130℃左右，并依次加入清膏混合粉、白及粉和尼泊金乙酯，搅匀，于120℃恒温1小时，停止加热，待温度降至80℃时，加入血竭等4味，连续搅拌至室温，分装，即得。治疗时以软膏适量，涂敷患处，每天2次。用药期间忌食辛辣刺激物，15日为1个疗程。

（3）适应证：湿热瘀阻型肛裂及慢性溃疡。

（4）出处：《中药材》，2001（8）：617.

14.槐冰散

（1）处方：炒槐花100g，侧柏叶炭80g，红花、二七、白矾各40g，海螵蛸50g，冰片15g。

（2）方法：上述药物研末，混合，备用。每日清水洗净肛门后，以手指蘸少许药末直接涂抹肛裂处，轻轻揉压1~2分钟，1日2次。

（3）适应证：瘀热互结型肛裂渗血、慢性溃疡。

（4）出处：《浙江中医杂志》，2008，43（2）：101.

15.痔疮肛裂散

（1）处方：苦参、芒硝、大黄各3份，白矾、花椒、艾叶各2份，冰片1份。

（2）方法：以上方药研细末，按比例混合，装纱布袋，每袋30g。治疗时放入盆中，加水2500~3000ml，煎沸20~30分钟，适温时先熏后洗，同时轻揉患处，每次30分钟。每日1剂，早、晚各1次，5日为1个疗程。

（3）适应证：湿热瘀阻型肛裂、痔疮肿胀及术后创面。

（4）出处：《中国民间疗法》，2000（4）：34.

（二）针灸妙法

1.挑治法

（1）取穴：双侧大肠俞或其附近明显压痛点。

（2）操作：先令患者取肛门截石位置，观察肛裂在肛门中线的位置。然后令患者反坐于靠背椅上，暴露腰骶部，术者左手拇指、食指固定施术部位，右手持三棱针，用针尖挑破表皮，后用半挑半钩的手法挑出数十条具有弹性的纤维组织并将其挑断，一般不出血或稍出血，最后用乙醇棉球覆盖伤口，胶布固定，治疗期间可用1:5000高锰酸钾坐浴患处，肛裂位于肛门中线偏左侧者挑右侧"大肠俞"，反之挑左侧，位于肛门中线者挑双侧，3天挑1次，3次为一疗程。

（3）适应证：湿热瘀阻型急慢性肛裂疼痛、溃疡及括约肌痉挛。

（4）出处：《黑龙江中医药》，1990（1）：37.

2.挑切法

（1）取穴：患者取胸膝位，肛门局部常规消毒。

（2）操作：局麻后，用普通探针自肛裂溃疡面下缘刺入溃疡底1~2cm深，将溃疡面下的组织挑出溃疡面，挑出的组织直径约为0.4cm，呈血色橡皮筋样，以蚊式血管钳夹住后切断。同时取约0.5cm长组织送病理检查。术后用高锰酸钾溶液坐浴1周，酌用甲硝唑。

（3）适应证：Ⅲ期陈旧性肛裂（伴纤维化溃疡及括约肌痉挛）。

（4）出处：《实用临床医学》，2002（6）：76.

3.围针法

（1）取穴：截石位3、9、12点距肛缘约0.5cm处，加长强穴。

（2）操作：用常规扬刺法。其中长强穴以1%利多卡因5~10ml加泼尼松龙15~20mg进行穴位注射。Ⅰ度肛裂患儿用手法强刺激，Ⅱ度肛裂、Ⅲ度肛裂多见于5岁以上患儿。用电针，宜留针10分钟左右。每周1次，2次为1个疗程。

（3）适应证：瘀热互结型急性疼痛至慢性溃疡各期肛裂。

（4）出处：《南京中医药大学学报》，1995（1）：45.

4.火提针法

（1）定位：截石位。

（2）操作：常规消毒，用2%盐酸利多卡因做局麻。然后将分叶式肛门镜涂润滑剂，缓慢插入肛门，充分暴露肛裂病位，旋转分叶式肛门镜螺丝使其固定。医生右手持提针，将针在酒精灯上烧至100℃左右，视肛裂类型，施针而刺。①单纯性肛裂。用火提针在肛裂处直接灼刺，使组织变为白色即可，观察5分钟，如有出血，再点刺1~2次，用以止血，如无出血，涂烫伤膏，用敷料包扎。②溃疡性肛裂。火提针点灼裂口至灰白色。对于哨兵痔，医生左手持镊，夹持哨兵痔顶端将其拉长，右手持铍针至基底部一次性烙断，割除根治，火提针封口，涂烫伤膏，用敷料包扎。③伴发性肛裂。火提针将裂口一次性全部彻底点灼成灰白色使其结痂。肛隐窝炎者，火提针点灼成灰白色。肛乳头肥大者，左手持镊夹持肛乳头顶端将其拉长，右手持铍针至基底部一次性烙断，割除根治，火提针点灼止血封口。裂痔者，火提针点灼使其萎缩。皮下瘘管者，火提针插入瘘管内，烙灼2~3次即可。针后适当休息2~3天。治疗后切忌暴力排便和蹲厕过久。嘱患者多食水果和粗纤维蔬菜用以缓解大便干燥，每次大便后用1：5000高锰酸钾溶液或温开水清洗，并涂烫伤膏或用黄芩、黄连、黄柏、连翘、栀子、大黄各30g，水煎取汁，熏洗肛门30分钟。

（3）适应证：湿热瘀阻型单纯性、溃疡性及复杂性肛裂。

（4）出处：《中国针灸》，2002（12）：30.

5.小针刀法

（1）定位：截石位。

（2）操作：患者取左侧卧位，常规消毒。于针刀进入处点状局部麻醉。麻药量一般以1~2ml为度（保证小针刀刺入后无痛感即可）。麻醉后，术者食指插入肛管内摸清肛管肌肉沟，于肛管左侧肛缘外约1cm处以刃宽1.5mm小针刀刺入。在肛内食指配合下沿肌间沟平行于肛管将内括约肌切断，并挑断外括约肌皮下部直至肛内食指有一明显松解感，并能从肛内扪及针刀切断处有一明显凹陷后快速退出针刀。压迫止血3~5分钟，一般术中作手法扩肛至肛管能容纳三指为度，有哨兵痔及肥大肛乳头者一并切除。充分止血后加压固定，术毕。术后保持大便通畅。

（3）适应证：气滞血瘀型陈旧性肛裂。

（4）出处：《吉林中医药》，2000（3）：33-34.

6.穴位埋线法

（1）取穴：长强。

（2）操作：患者均采用侧卧位，暴露术野。常规消毒后，用1%利多卡因于长强穴垂直注射作局部浸润麻醉。取12号或14号硬膜外麻醉针头，前端装入1~1.5cm长的1号肠线（已消毒），垂直刺入长强穴2.5~3cm，边退针边推针芯，使肠线完全埋植于皮下组织内。术毕覆盖敷料，保持干净、干燥，适当休息，避免剧烈活动。

（3）适应证：瘀热互结型早期肛裂、陈旧性肛裂。

（4）出处：《中国针灸》，1992（2）：10.

第四节　肛瘘

肛瘘是指肛门直肠周围脓肿自行破溃或切开引流后，肛管直肠与肛门周围皮肤有相连管道。肛瘘一般由原发性内口、瘘管和继发性外口三部分组成，亦有仅具内口或外口者。内口为原发性，绝大多数在肛管齿状线处的肛窦内；外口是继发性的，在肛门周围皮肤上，常为一个或多个。肛瘘是肛门直肠疾病中的常见病、多发病，其发病率占肛门直肠疾病的8%~25%，占外科疾病的3%~5%。本病可发生于任何年龄，以青壮年多见，男性多于女性。临床分类有统一分类法、按内外口分类法、按瘘管的形状分类法、按瘘管与肛门括约肌关系分类法、按肛瘘与附近脏器相贯通分类法、按感染的致病菌分类法等。本病一般属中医学"漏疮""痔漏""肛漏""鼠瘘"等范畴。

本节选介实效经典外治妙法，以供临床参考选用。

1.却毒汤

（1）处方：瓦松、马齿苋、生甘草各15g，五倍子、花椒、苍术、防风、葱白、枳壳、侧柏叶各9g，硝石30g。

（2）方法：以上方药加水1250ml，煎取750ml，先熏后洗，每日3次。

（3）适应证：湿热型肛瘘。

（4）出处：《医宗金鉴》。

2.愈康洗液

（1）处方：紫草20g，熟石膏30g，大黄15g，槟榔15g，五倍子20g，苦参20g，黄柏20g，黄芩20g，地榆15g，白芷15g。

（2）方法：兑水1500ml，煮沸后待水温适宜时熏洗坐浴，泡洗时一定要将创面浸入药液内。20~30分钟/次，1次/天，直至创面完全愈合。

（3）适应证：低位单纯性肛瘘。

（4）出处：《中医药导报》，2010，16（3）：59-60.

3.降真散

（1）处方：铜绿（另研）、白矾（另研）、密陀僧（另研）、降真香、楮叶各等份。

（2）方法：以上方药研为细末，每用少许，以纸蘸药，插入肛瘘口中。

（3）适应证：复杂性肛瘘。

（4）出处：《杨氏家藏方》。

4.珍珠甘石散

（1）处方：黄柏、龙胆草、川楝子、黄连、苦参各12g，炉甘石、赤石脂、冰片、石膏、轻粉各15g，白及、乌贼骨各9g。

（2）方法：上药研磨成粉后备用。每日洗浴肛周并将珍珠甘石散均匀地撒在创面上，并以凡士林油纱条覆盖压迫引流，直到创面愈合为止。

（3）适应证：肛瘘术后创面及慢性溃疡。

（4）出处：《湖北中医杂志》，2011，33（5）：35.

5.止血散

（1）处方：三七粉600g，黄柏粉600g，制乳香40g，制没药40g。

（2）方法：上药混合研磨为末，高压灭菌备用。根据术后创面大小，撒上适量止血散，再盖上一层消毒棉花，外以纱布及胶布或丁字带固定。

（3）适应证：肛瘘术后创面渗血及体表外伤出血。

（4）出处：《福建医药杂志》，1999（2）：144.

6.榆皮锭

（1）处方：榆白皮500~1000g，白糖60g。

（2）方法：取秋季榆白皮（韧皮部），切碎阴干，研极细末，装入双层塑料袋内扎紧口备用。取榆白皮末加浓白糖水，和成硬面块后，搓成粗细长短相等的圆棒状药锭，阴干备用。患者取侧卧位，先挤净脓汁，再常规消毒。用探针查清瘘管的方向、深度，选择合适的药锭，蘸少许注射用水（起润滑作用），按瘘管方向，轻轻插入，深度比探针量的实际深度浅约1cm，并从外口近皮肤处剪断药锭，用消毒纱布覆盖。弯曲瘘管可在局麻下，切开外口及各支管部分，剪除瘢痕组织及支管管壁，主管插榆皮锭。患者静卧半小时后，即可活动。

（3）适应证：瘘管、脓肿及感染性窦道。

（4）出处：《陕西中医》，1985（3）：124.

7.白银锭子

（1）处方：白芷90g，白矾30g。

（2）方法：以上方药研为细末，放入铁勺上熔成饼，再入炭火，煅令烟尽取出，去火毒，研为末，用面糊和为锭子成条。插入瘘管内，至插到痛处为止。每日上药3次，至7日为止，9日疮结痂而愈。

（3）适应证：肛瘘及感染性瘘管。

（4）出处：《万病回春》。

8.贴敷膏

（1）处方：当归、大黄各50g，玄参、生地黄、赤芍、莪术、白芷、薏苡仁、肉桂各30g，炒东丹390g，麻油1000g。

（2）方法：以上方药除炒东丹外，诸药用麻油浸泡5日，入锅用文武火煎熬至药枯后离火，滤去药渣，药油置火上加温至沸，按每500g药油加炒东丹195g，充分搅拌，以滴水成珠为度。离火倒入水中，退火毒后备用。患者便后用温盐水清洗肛门，取贴敷膏3g，平摊于敷料上，稍微加温后，贴于瘘管硬结及外口处。嘱患者减少活动量，便后清洗肛门，可再将贴敷膏贴上。48小时换药1次。

（3）适应证：肛瘘及肛周慢性溃疡。

（4）出处：《常见外科病中医外治妙法经典荟萃》。

第七章 周围血管病

第一节 血栓闭塞性脉管炎

血栓闭塞性脉管炎是比较常见的周围血管疾病，为缓慢进行的动脉和静脉节段性炎症性病变，主要侵袭四肢，尤其是下肢的中小动脉、静脉，极少数发生于脑、心、消化道等处的血管。由于全层血管炎症，血管内膜增生，血栓形成，以致血管腔闭塞，肢体严重缺血，最后发生肢体坏疽。本病多见于体力劳动者，男性多于女性，多数患者为20~40岁青壮年，寒冷季节多发。本病一般属中医学"脱疽""脱痈"等范畴。

本节选介实效经典外治妙法，以供临床参考选用。

（一）中药外治妙法

1.脱疽汤

（1）处方：王不留行、黄柏、黄芩、忍冬藤各30g，甘草10g。

（2）方法：以上方药加水适量，煎煮取汁，趁热熏洗患处，每次30分钟。

（3）适应证：热毒蕴结、气血瘀滞所致的脱疽。

（4）出处：《新医学》，1971（5）：33-39+52.

2.桂附汤

（1）处方：干姜、附子、甘草、桂枝、当归各15g。

（2）方法：以上方药加水适量，煎汤1500ml，过滤后以药液外洗患处，每次30分钟，每日1次。

（3）适应证：寒凝血瘀型脱疽。

（4）出处：《新医学》，1971（5）：33-39+52.

3.红桂汤

（1）处方：羌活、防风、桂枝、葱白、桑枝、艾叶、红花各20g。

（2）方法：以上方药加水适量，煎汤熏洗患处20分钟，每日3次。

（3）适应证：寒湿阻络型脉管炎。

（4）出处：《新医学》，1971（5）：33-39+52.

4.桐油膏

（1）处方：生石膏250g，桐油100ml。

（2）方法：将生石膏研成细末，用桐油调成糊状，均匀敷于患处，包扎好。每日1次，10日为1个疗程。

（3）适应证：湿热毒盛型脱疽。

（4）出处：《中国实用护理杂志》，1993（8）：33.

5.松桐膏

（1）处方：松香、桐油各适量。

（2）方法：松香研极细末，加入适量桐油调成糊状。用时先以10%食盐水清洗溃疡面，去除腐肉死骨，然后将松桐膏敷满溃疡面，用纱布包扎，每日换药1次。

（3）适应证：脱疽引起的皮肤坏死和溃疡。

（4）出处：《新中医》，1987（2）：34-35.

6.阳和散

（1）处方：丁香、肉桂各30g，川乌、草乌、红花、樟脑各15g，急性子20g，乳香、没药各10g。

（2）方法：以上方药共研细末，用醋调外敷患处，每日换药1次。

（3）适应证：寒湿瘀阻型脱疽。

（4）出处：《新中医》，1971（5）：33-39+52.

7.温脉酊

（1）处方：生当归、肉桂各60g，花椒、红花、干姜各30g，樟脑、细辛各15g。

（2）方法：以上方药用95%乙醇1000ml浸泡7日备用，用时将棉棍蘸药酒揉擦发凉处皮肤，每日2~3次，每次10分钟。

（3）适应证：寒湿阻络、血脉瘀阻型脱疽，寒凝血瘀型痹症，雷诺病。

（4）出处：《中医外科学》冻疮外洗方加减。

8.活血止痛方

（1）处方：透骨草、延胡索、当归、姜黄、花椒、海桐皮、威灵仙、川牛膝、乳香、没药、羌活、白芷、苏木、五加皮、红花、土茯苓各10g。

（2）方法：将以上方药装入纱布袋内，加水煎煮后，趁热熏洗患处，每日1~2次，每次40~60分钟。

（3）适应证：寒湿阻络型及血脉瘀阻型脱疽。

（4）出处：《新医学》，1971（5）：33–39+52.

9.艾椒温通方

（1）处方：艾叶、花椒、细辛、干姜、肉桂各10g，半夏、草乌、透骨草各15g。

（2）方法：以上方药水煎，药液连渣一起浸泡患肢，温度以耐受为度，时间越长越好，早晚各1次。

（3）适应证：脱疽初期属阳虚寒凝静脉闭阻者。

（4）出处：《中医外科心得集》。

10.透骨通脉方

（1）处方：透骨草30g，艾叶30g，干姜、石菖蒲各15g，苏木、红花、花椒、白芷各10g。

（2）方法：以上方药加水适量，煎汤熏洗患处，每次40分钟，每日1次，每剂可洗2日。

（3）适应证：风寒瘀阻型脱疽、寒湿瘀阻型风湿痹证、跌打损伤后遗症。

（4）出处：《中医药学报》，2001（2）：23.

11.解毒外洗方

（1）处方：蒲公英30g，苦参、黄柏、连翘、木鳖子各12g，金银花、白芷、赤芍、丹皮、甘草各10g。

（2）方法：将以上方药装入纱布袋内，加水煎煮后，趁热熏洗患处，每日1~2次，每次40~60分钟。

（3）适应证：湿热瘀阻型血栓闭塞性脱疽。

（4）出处：《常见外科病中医外治妙法经典荟萃》。

12.活血温阳方

（1）处方：肉桂、熟附子、川椒、桂枝、细辛、羌活、艾叶、苏木、白芷、麻黄各适量。

（2）方法：以上方药加水适量，煎煮取汁，趁热熏洗患处，每次30分钟。

（3）适应证：寒凝血瘀兼气血不足型脱疽。

（4）出处：《中医药临床杂志》，2005（2）：112–114。

13.溃疡外洗方

（1）处方：金银花、当归、豆豉各30g，苦参、黄柏各24g，乳香、没药、石决明各12g，赤芍、连翘、大黄、甘草各15g。

（2）方法：将以上方药装入纱布袋内，加水煎煮后，趁热熏洗患处，每日1~2次，每次40~60分钟。

（3）适应证：热毒瘀滞型脱疽、溃疡（糖尿病足、褥疮）、湿热蕴结型皮肤病（寻常疣、扁平疣、脓疱疮）。

（4）出处：《常见外科病中医外治妙法经典荟萃》。

14.玄参大青方

（1）处方：玄参50g，生大黄、青黛各25g，连翘、红花各20g。

（2）方法：以上方药加水适量，煎汤熏洗患处30分钟，每日3次。

（3）适应证：热毒壅盛兼阴虚血热型脱疽。

（4）出处：《新医学》，1971（5）：33–39+52.

15.清凉通络方

（1）处方：当归、川芎、红花、木瓜、丹参、赤芍、桂枝、伸筋草、丝瓜络适量。

（2）方法：将以上药物研为粗末，加水2500~3000ml，煎汤去渣，熏洗患处，每日2次，每次30分钟。

（3）适应证：风湿热痹兼湿热瘀滞型脱疽，跌打损伤后遗症。

（4）出处：《中医药临床杂志》，2005（2）：112-114.

16.毛皮树根方

（1）处方：毛皮树根120g，附子、干姜、桂枝、当归、花椒、赤芍、细辛、麻黄、红花各30g。

（2）方法：以上方药倒入锅中，加水3000ml，煎煮至1500ml，去渣，熏洗患处，每次30分钟，每日2次。

（3）适应证：寒湿瘀阻兼阳虚型脱疽。

（4）出处：《常见外科病中医外治妙法经典荟萃》。

17.草藤熏洗方

（1）处方：艾叶、干姜各60g，透骨草、鸡血藤各120g，花椒30g。

（2）方法：以上方药加水适量，水煎取汁1000ml，每晚洗患处1次。

（3）适应证：寒凝血瘀兼阳虚型脱疽、类风湿关节炎、慢性腰肌劳损。

（4）出处：《新医学》，1971（5）：33-39+52.

18.马钱子膏

（1）处方：马前子20g，黄丹30g，麻油100ml，黄蜡适量。

（2）方法：先将马钱子置麻油内炸成棕褐色取出，再入黄丹，搅匀后至丹色褪尽，加入黄蜡熔化成软膏。使用时以生理盐水清洗创面，然后涂药膏，用油纸或纱布覆盖，3日更换1次。

（3）适应证：热毒瘀结未溃型脱疽、热毒瘀结型疮疡。

（4）出处：《陕西中医》，1987（1）：35.

19.温经通络散

（1）处方：附子、吴茱萸各10g，川乌、草乌、细辛各6g。

（2）方法：以上方药共研细末，取少许加白酒、陈醋适量，调和成糊剂，贴敷于患肢足心，每日更换1次。

（3）适应证：寒湿瘀阻兼阳虚型脱疽、寒凝血瘀型雷诺病。

（4）出处：《新医学》，1971（5）：33-39+52.

（二）针灸妙法

1.温针法

（1）取穴：经渠、血海、阴陵泉、三阴交、足三里。

（2）操作：穴位局部常规消毒后，选1.5寸毫针快速进针，得气后施以捻转补法，用艾条套在针柄上点燃，在进针部位垫以硬纸片，并根据患者耐受情况适当加减纸片厚度，艾条燃尽后留针20分钟。每日1次，15次为1个疗程。

（3）适应证：寒湿型脱疽。

（4）出处：《江苏中医药》，2017，49（2）：51-52.

2.电针法

（1）处方：上肢常取曲池、内关、合谷透后溪，下肢取足三里、三阴交或阳陵泉，并可配太溪、血海、委中、承山、飞扬等。

（2）操作：每次取2~3穴，常规针刺，频率以快为佳，电流以强为好。每日或隔日1次，每次30~60分钟。10~15日为1个疗程，疗程间休息3~5日。

（3）适应证：寒湿阻络型及血脉瘀阻型脱疽。

（4）出处：《新医学》，1971（5）：33-39+52.

3.耳针法

（1）取穴：以交感、神门、心、肾、皮质下、内分泌为主，配以肺、肝、脾及相应部位如膝、踝、肘、腕等。

（2）操作：局部常规消毒，进针后采用强刺激手法，留针1~2小时，每30分钟捻转1次。

（3）适应证：寒湿瘀阻及气血两虚型脱疽。

（4）出处：《山东中医杂志》，2000，19（11）：668-668.

4.辨证针刺法

（1）取穴：寒湿证选1组穴位，经渠、血海、阴陵泉、三阴交、足三里、上巨虚、下巨虚、太渊，均取双侧；血瘀证选2组穴位，经渠、列缺、尺泽、血海、足三里、膈俞、上巨虚、下巨虚，均取双侧；

热毒证选3组穴位，太溪、复溜、列缺、尺泽、鱼际、经渠、血海、阴陵泉，均取双侧；气血两虚证选4组穴位，经渠、列缺、鱼际、尺泽、阴陵泉、足三里、上巨虚、血海，均取双侧；肾虚证选5组穴位，尺泽、经渠、膻中、膈俞、阴谷、太溪、三阴交、血海，均取双侧。

（2）操作：上述5组穴位分别操作。1组温针，行捻转补法，每日2次，每次40分钟，并灸太渊9壮；2组行平补平泻法，每日2次，每次15分钟；3组行提插泻法，每日3次，每次20分钟；4组行捻转补法，每日1次，每次60分钟；5组行捻转补法，每日1次，每次60分钟。

（3）适应证：脱疽。证型见取穴中。

（4）出处：《中国针灸》，1981（3）：10–12.

5.穴位埋线法

（1）取穴：心俞、膈俞、阳陵泉、三阴交、悬钟。

（2）操作：用注线法。用1号羊肠线2cm，装于9号穿刺针内，刺入穴位内，刺背俞穴时斜向脊柱，余穴直刺2.5~3cm，推注羊肠线。10~15日埋线1次，5次为1个疗程。

（3）适应证：脱疽中后期气血不足、瘀阻脉络证。

（4）出处：《新医学》，1971（5）：33–39+52.

6.穴位注射法

（1）取穴：上肢取曲池、内关、外关，下肢取足三里、三阴交、绝骨。

（2）药物：丹参注射液4ml，白花丹参注射液4ml，当归注射液4ml，维生素$B_1$100mg，维生素B_{12}0.5mg，山莨菪碱用10~20mg，50%过山蕨注射液4ml。

（3）操作：根据病情选用以上药物中的1~2种，取患肢2~3个穴位交替注射，每日1~2次，15~30次为1个疗程。

（3）适应证：气血瘀阻兼神经损伤型脱疽中后期。

（4）出处：《中医药导报》，1997（5）：49.

7.灸法

（1）取穴：血海、足三里、解溪为主穴，冲脉、照海、三阴交、昆仑、太溪为配穴。

（2）操作：①艾条灸。将艾条点燃，对准施灸穴位，距0.5~1寸进行上、下、左、右移动熏灸，使局部有温热感而无灼痛，一般1次灸5~10分钟。②隔蒜（或姜）灸。将鲜大蒜（或生姜）切成约0.3cm的薄片，中间用针刺数孔，置于施术穴位上，再放艾炷灸之。③附子饼灸。用附子粉末和酒，做成一分硬币大小的附子饼，中间用针刺数孔，置于施术穴位上，再放艾炷灸之。

（3）适应证：寒凝血瘀兼气血不足型脱疽。

（4）出处：《实用中医内科杂志》，1997（1）：38，45.

第二节　血栓性浅静脉炎

血栓性浅静脉炎是临床上的多发病、常见病。本病多见于青壮年，男女均可罹患。多发于四肢，其次是胸腹壁，少数呈游走性发作，此起彼伏，在多处交替发病。本病一般属中医学"恶脉""赤脉""黄鳅痈"等范畴。

本节选介实效经典外治妙法，以供临床参考选用。

（一）中药外治妙法

1.消炎液

（1）处方：马钱子10g，黄连、生栀子各30g，干蟾蜍皮12g。

（2）方法：以上方药浸泡于75%乙醇中，7天后过滤备用。治疗时将消炎液外涂患处。

（3）适应证：热毒瘀结型血栓性浅静脉炎。

（4）出处：《河北中医》，2000（5）：354.

2.消痛酊

（1）处方：雪上一枝蒿、洋金花籽（曼陀罗）、细辛各1g，当归2g，牛黄解毒片（中成药）4片，乙醇或高浓度白酒适量。

（2）方法：以上方药共研细末，装入玻璃瓶内，加入乙醇或白酒，用量以超出药面10~20ml为度，浸泡4~6昼夜，备用。治疗时取棉球蘸药液涂擦患处，并稍加按摩。每日擦4~6次。

（3）适应证：寒凝血瘀型血栓性浅静脉炎。

（4）出处：《常见外科病中医外治妙法经典荟萃》。

3.马黄酊

（1）处方：黄连、马钱子（打碎）各30g。

（2）方法：将以上方药加入75%乙醇300ml内浸泡3~5天，密封备用。用时外涂患处，每日3~5次。

（3）适应证：湿热瘀结型血栓性浅静脉炎，糖尿病足早期瘀热证。

（4）出处：《河北中医》，2000（5）：354.

4.黄龙酊

（1）处方：生大黄30g，地龙20g，赤芍、冰片、玄参、甘草各10g，珍珠粉6g。

（2）方法：以上方药入500ml75%的医用乙醇中浸泡3天，取汁备用。治疗时用无菌敷料浸湿药液后外敷患处，每天2次，每次30分钟，6日为1个疗程。

（3）适应证：湿热瘀结型血栓性浅静脉炎、湿疹、黄水疮。

（4）出处：《时针国医国药》，1998（6）：32.

5.芙黄散

（1）处方：芙蓉叶、泽兰叶、大黄、黄柏、黄连、黄芩各250g。

（2）方法：以上方药共研细末，用凡士林调成20%软膏，1~2日换1次，保持药物的湿度。

（3）适应证：湿热瘀结型血栓性浅静脉炎。

（4）出处：《四川中医》，1986（6）：40.

6.双柏散

（1）处方：侧柏叶、大黄各60g，黄柏、薄荷、泽兰各30g。

（2）方法：以上方药共研细末，用凉开水调敷患处，所敷范围宜略大于病变范围，每日2次，10日为1个疗程。

（3）适应证：湿热瘀结型血栓性浅静脉炎、糖尿病足早期瘀热证、痤疮（尤其是脓疱型、炎症明显者）。

（4）出处：《新中医》，1992（4）：31-32.

7.消炎散

（1）处方：雄黄、藤黄、白矾各30g，黄连、黄柏、乳香、没药各15g，冰片5g。

（2）方法：先将乳香、没药去油研末，过筛去渣；再将黄连、黄柏研末，过筛去渣；然后将上几味药过筛后的细末与雄黄、白矾、藤黄混合研成极细末，储瓶备用。急性血栓性浅静脉炎患者可用适量消炎散加凉开水调为糊状，用棉签涂于患处，不拘次数；慢性结节或硬性条索状物，可取消炎散适量，用麻油或药用甘油调成膏状敷于患处，每3日一换。

（3）适应证：湿热瘀结型血栓性浅静脉炎、痈疽、丹毒。

（4）出处：《常见外科病中医外治妙法经典荟萃》。

8.通灵膏

（1）处方：丹参、莪术各1500g，当归5000g，川芎1000g，细辛、天仙子各500g，皮硝800g，三棱600g，红花300g，冰片（后入）50g。

（2）方法：以上方药加水浓煎成汤剂，过滤，再浓缩成膏，依次加入二甲基亚砜150g，亚硝酸异戊酯8g，氧化锌、乳化粘胶适量拌匀，再加入黏合剂制备成膏布状，厚度略比白胶布厚1倍，其黏度、拉力等各项性能指标适合临床使用要求。治疗时根据病变范围，选用相应面积的通灵膏贴敷，如在冬天，在贴膏处用热水袋熨敷，效果更佳。每贴敷24小时更换1次，3日为1个疗程。

（3）适应证：痰瘀互结型血栓性浅静脉炎，淋巴结结核。

（4）出处：《新中医》，1992（7）：30-31.

9.桃红乳没散

（1）处方：红花、桃仁、乳香、没药、栀子各30g。

（2）方法：以上方药研细末备用。一般每次用10~15g药末，用开水浸泡30分钟，调匀后将药涂在纱布上，待温度适宜后，敷于患处，用胶布固定，每日1~2次，每次60分钟。

（3）适应证：热毒瘀血型急性血栓性浅静脉炎，痛风性关节炎，急性软组织损伤。

（4）出处：《山东中医药大学学报》，2014：298–304.

10.红花甘草散

（1）处方：红花、甘草各30g。

（2）方法：以上方药共研末，用50%乙醇调匀敷于患处，每日换药1次。

（3）适应证：轻度血栓性浅静脉炎、肌注后硬结、轻度软组织损伤。

（4）出处：《中国实用护理杂志》，1990（7）：24.

（二）针灸妙法

1.循经取穴法

（1）取穴：主穴取夹脊穴、膈俞、太渊。上肢桡侧病变取合谷、曲池；肘正中部位病变取内关、阳陵泉。

（2）操作：局部常规消毒，主穴针刺以得气为度，配穴针感宜直达病所，留针30分钟，隔日或每3日针刺1次。

（3）适应证：血栓性浅静脉炎寒湿阻络型及血脉瘀阻型。

（4）出处：《黑龙江中医药》，2015，44（4）：84–84.

2.局部针刺法

（1）取穴：以病变局部为主，配合谷、内关、手三里、曲池或足三里、阴陵泉、三阴交等。

（2）操作：局部常规消毒，以针浅刺病变脉管两侧，每针距离约1cm。诸穴施平补平泻手法，得气后留针30分钟，每日1次。

（3）适应证：血栓性浅静脉炎寒湿阻络型及血脉瘀阻型。

（4）出处：《中医杂志》，1981（4）：43.

3.激光照射法

（1）取穴：足三里、三阴交、阿是穴。

（2）操作：采用小功率氦氖激光照射仪，功率为2~3MW，距离为40mm，分别照射以上穴位10~15分钟。每日1次，10次为1个疗程。

（3）适应证：表浅且易于暴露的浅静脉炎、皮肤表面可见异常扩张毛细血管或表浅静脉曲张血脉瘀阻型。

（4）出处：《常见外科病中医外治妙法经典荟萃》。

4.穴位注射法

（1）取穴：足三里、三阴交、阴陵泉、承山、绝骨等。

（2）操作：均取患肢穴位，每次可选用2个穴位交替注射。丹参注射液4ml，每日1次，30次为1个疗程，1个疗程结束后，再更换2个穴位交替注射，应用1个疗程；糜蛋白酶10mg，取2个穴位同时注射，每日1次，15~30次为1个疗程；维生素$B_1$100mg，取2个穴位交替注射，每日1次，30次为1个疗程。

（3）适应证：血栓性浅静脉炎血脉瘀阻型。

（4）出处：《常见外科病中医外治妙法经典荟萃》。

5.按摩导引法

（1）取穴：大敦、隐白、解溪、三阴交、丰隆、足三里、血海、风市。

（2）操作：足部由下至上拿揉一次，用擦法由下至上做一次，然后点揉大敦、隐白、解溪、三阴交、丰隆、足三里、血海、风市各30秒，重点点按三阴交和足三里穴可至2分钟，点揉后再行推法，由下至上3~5次。然后，用双手拇指点压腹股沟处气冲穴股动脉处1分钟之后，迅速抬起反复点压3~5次，使血流下达末端，最后抬患肢到45°，摇动踝关节，先顺时针，后逆时针各转8圈。

（3）适应证：血栓性浅静脉炎气滞血瘀型。

（4）出处：《按摩与导引》，2002（6）：43-44.

第三节　雷诺病

雷诺病又称肢端动脉痉挛病，是血管神经功能紊乱所致的肢端小动脉痉挛性疾病，因1862年Maurice Raynaud首先描述此病，又于1874年进一步报道本病，故称为雷诺病（Raynaud disease）。本病的临床特征表现：受寒冷刺激，或因情绪激动，或于精神紧张时指（趾）端皮肤首先苍白，继而发绀，最后潮红。如不继发于其他疾病的即称为雷诺病。若由麦角中毒、气锤病、结缔组织病、冷凝集素增多症或冷球蛋白血症等所致者，以及各种使臂丛神经和锁骨下血管受压的疾病所引发的，称为雷诺现象。有学者主张将雷诺病和雷诺现象称为雷诺综合征。本病多发于女性，尤其是神经过敏者，男女比例为1:10。发病高峰年龄在20~30岁。本病一般属中医学"血痹""痛痹""寒痹""脉痹""厥证""阴疽""肢端青紫症"等范畴。

本节选介实效经典外治妙法，以供临床参考选用。

（一）中药外治妙法

1.桃红透骨方

（1）处方：透骨草、肉桂、苏木、桃仁、红花各50g，川乌、草乌、细辛、三棱各25g。

（2）方法：以上方药加水3000ml，煎取汤液，先熏后洗，直至水温将凉为止。每日1次，15次为1个疗程。

（3）适应证：寒凝血瘀型雷诺病。

（4）出处：《河北中医》，2003（3）：229-231.

2.乳没透骨方

（1）处方：透骨草、当归、海桐皮、姜黄、花椒、乳香、没药各10g。

（2）方法：先将乳香、没药炒焦，然后和其他药物一同加水煎汤，取药液熏洗患处。肢端有溃疡或坏死者加用回阳玉龙膏，配合拔毒散或生肌散外敷。

（3）适应证：寒湿痹阻、寒凝血瘀型雷诺病。

（4）出处：《福建中医药》，1987，1（1）：31-32.

3.风湿痹痛酒

（1）处方：老鹳草600g，丁公藤（蒸）300g，桑白皮、豨莶草各150g。

（2）方法：以上方药加水煎煮2次，第1次2小时，第2次1小时，合并煎液，滤过，滤液浓缩至相对密度为1.014~1.020，放冷。每500g浓缩液加白酒800g，搅拌均匀，静置，滤过，约制成2700g药酒。治疗时以药酒外敷患处。

（3）适应证：寒湿痹阻型雷诺病、慢性劳损性疼痛。

（4）出处：《常见外科病中医外治妙法经典荟萃》。

4.甘草红花酊

（1）处方：甘草、红花各10g，白酒100ml。

（2）方法：将甘草、红花切碎，放入白酒瓶中浸泡，密封7日后取用。用时以干棉签蘸少许，外搽患处。每日2次，15日为1个疗程。

（3）适应证：寒凝血瘀型雷诺病、外伤后瘀血肿痛、皮肤炎症与冻疮。

（4）出处：《中药制剂汇编》。

（二）针灸妙法

1.毫针法

（1）取穴：上肢取曲池、内关、外关、合谷；下肢取足三里、阴陵泉、阳陵泉、三阴交。

（2）操作：穴位局部常规消毒，进针后，以强刺激手法提插捻转，留针30分钟。每日1次，15次为1个疗程。

（3）适应证：寒凝血瘀型雷诺病、外伤或术后血管功能紊乱。

（4）出处：《江西中医药》，1997，28（5）：38.

2.温针法

（1）取穴：上肢取阳池、八邪、合谷、外关、曲池，下肢取八风、太冲、足临泣、解溪、足三里。病发于手指者取上肢穴，病发于足趾者取下肢穴，病发于手指和足趾者同时取上、下肢穴。

（2）操作：皮肤常规消毒后，取28号1.5寸毫针，分别常规刺入所选穴位，针刺得气后，切艾条为若干段，置于诸穴针柄上，点燃之后徐徐燃烧，待自行熄灭。为避免艾条散落灼伤皮肤，可剪一圆形纸片中留小孔，预先套入针身覆盖在皮肤上。每日1次，每次留针30分钟，15日为1个疗程。

（3）适应证：寒凝血瘀型雷诺病，痰湿阻络型痹证。

（4）出处：《针灸临床杂志》，1994，10（3）：50.

3.电针法

（1）取穴：患侧循经取穴与局部取穴相配合，上肢取曲池、手三里、外关、合谷，八邪、十宣点刺放血；下肢取足三里、三阴交、解溪、太冲，八风点刺放血。

（2）操作：以28号毫针进针得气后，将G6805型电针治疗仪的一极接到曲池（足三里），另一极接到外关（三阴交）或合谷（解溪、太冲）。采用连续波，频率为60次/秒左右，电流以患者能耐受为度，留针30分钟。每日1次，10次为1个疗程，疗程间隔3日。

（3）适应证：风寒瘀阻、气血不足型雷诺病。

（4）出处：《中国针灸》，1996（5）：32.

4.烧山火针法

（1）取穴：患者仰卧，取双侧曲池、外关、阳陵泉、绝骨。

（2）操作：以30号毫针针刺，先刺曲池、阳陵泉，以三进一退烧山火手法行针2~3分钟，患者觉针下有温热感为度，随着针刺的增加，温热感渐扩散；后刺外关、绝骨，行平补平泻手法，留针40分钟，其间行针1次，刺后无温热感者配合温针灸。每日1次。

（3）适应证：寒瘀阻络型雷诺病。

（4）出处：《河南中医》，1997（3）：58.

5.透刺艾灸法

（1）取穴：上肢取合谷透后溪、外关透内关、曲池透少海；下肢取阳陵泉透阴陵泉、悬钟透三阴交。艾灸取穴中脘、关元、足三里、涌泉。

（2）操作：常规操作，针法与灸法同时进行，针用泻法，留针30分钟，灸穴接多功能艾灸仪，温度调至40℃左右，每穴灸30分钟。每日1次，10次为1个疗程。

（3）适应证：寒瘀气滞阻络型雷诺病。

（4）出处：《中国针灸》，1998（1）：37.

6.穴位埋线法

（1）取穴：上肢取外关、合谷、中渚；下肢取三阴交、行间、足临泣。寒邪阻络型取外关、八邪、三阴交、八风；脾肾阳虚型取脾俞、肾俞、关元、曲池、足三里；气滞血瘀型取曲池、外关、合谷、中渚、血海、三阴交、行间、侠溪。

（2）操作：用埋线法。穴位消毒、局麻后，用装有0号羊肠线1~2cm的9号穿刺针，直刺入穴位内2cm，注入羊肠线，外盖敷料。15日埋线1次，3次为1个疗程。

（3）适应证：雷诺病。

（4）出处：《河北中医》，2002（3）：229–231.

7.激光照射法

（1）取穴：患侧指（趾）井穴。

（2）操作：用氦氖激光照射穴位，波长632.8nm，输出功率2~10MW，光斑直径0.5~2mm，照射距离10~100cm，大多为50cm，每穴照射3~10分钟。每日1次，10次为1个疗程。

（3）适应证：寒瘀气滞阻络、气血不足型雷诺病。

（4）出处：《中国针灸》，1992（1）：25.

8.穴位注射法

（1）取穴：上肢取曲池、内关、外关、合谷；下肢取足三里、三阴交、悬钟。

（2）药物：丹参注射液4ml，当归注射液4ml，维生素$B_1$100mg，654–2 10~20mg，血管舒缓素10单位。

（3）操作：根据病情选用以上药物中的一种，取患肢2个穴位交替轮流注射，每日1~2次，15次为1个疗程。

（3）适应证：气滞血瘀型雷诺病。

（4）出处：《针灸临床杂志》，1999（2）：45–46.

《湖北中医杂志》，1996（6）：42.

9.艾灸法

（1）取穴：病在上肢者取少泽、前谷、关冲、腕骨、液门、阳池、中冲、劳宫；病在下肢者取至阳、束骨、足临泣。

（2）操作：选准以上穴位后，点燃艾条，置于距穴位2~3cm处艾灸，以局部发红、发热且患者感到舒适为度。对特别感到麻冷的部位重灸。每日1次，15次为1个疗程。

（3）适应证：寒湿瘀阻型雷诺病。

（4）出处：《河北中医》，2002（3）：229-231.

10.隔姜灸

（1）取穴：命门、肾俞、脾俞。

（2）操作：选准以上穴位，切好适当大小姜片（厚约2mm）置于穴位上，做好艾炷后置于姜片上点燃，燃尽再燃1壮，共灸3壮。每日2次，10日为1个疗程。

（3）适应证：寒凝血瘀型雷诺病、脾肾阳虚型雷诺病。

（4）出处：《河北中医》，2002（3）：229-231.

（三）推拿妙法

1.季氏推拿法

（1）手法：拿揉、按揉、捻、理、擦法等。

（2）取穴：上肢取曲池、手三里、外关、内关、合谷；下肢取环跳、阳陵泉、委中、承山、三阴交、悬钟、足三里等。

（3）操作：①患者取坐位，医生站于患者的患侧，先擦患者的上臂，再擦前臂，或患者取俯卧位，擦下肢的后侧；②拿揉上臂的内侧、前侧、外侧和后侧或下肢的后侧；③按揉上述穴位；④捻手指或足趾，理手指或足趾；⑤患者取俯卧位，按揉背部脊柱两侧的膀胱经，重点按揉脾俞、胃俞、肝俞、肾俞；⑥擦背部的督脉及腰骶部的八髎、上肢或下肢的肌肉。

（4）注意：①操作时只在发病的患肢和背部操作，每次推拿治疗30分钟，每日1次，15次为1个疗程，间隔3日继续第2个疗程；②使用擦法时要用冬青油；③患肢有破溃者不可做推拿治疗。

2.杨氏推拿法

以上肢操作为例。①按揉穴位：取风池、肩中俞、缺盆、天宗、极泉、膈俞、曲池、少海、内关、阳池、后溪、合谷，自上而下依次按揉以上穴位，以局部得气为度。②推揉肩臂：掌指、多指拿揉肩臂，离心性反复操作，每侧约5分钟。③弹筋晃拨：以拇、食指弹拨腋下大筋，再以一手拇指按压阳池，另一手牵拉患者手指，左右晃拨或旋转腕关节。④揉掌疏指：两手握揉患侧手掌，分疏五指，做牵拉抖动动作。治疗双上肢，每次约需半小时。

第四节　红斑性肢痛症

红斑性肢痛症是一种自主神经功能紊乱引起的阵发性血管扩张性疾病。本病多见于20~40岁的青年男女，散发型多见于男性，流行爆发者女性占绝大多数。我国一般南方地区多见，多发生在严寒天气突然转暖时。本病一般属中医学"热痹""瘀证"等范畴。

本节选介实效经典外治妙法，以供临床参考选用。

（一）中药外治妙法

1.金黄散

（1）处方：大黄、黄柏、姜黄、白芷各25g，天南星、陈皮、苍术、甘草各10g，天花粉50g。

（2）方法：以上方药共研细末，调醋适量涂敷患处，每日1次。

（3）适应证：瘀热型红斑性肢痛症、痛风性关节炎、静脉炎。

（4）出处：《外科正宗》。

2.玉露散

（1）处方：玉露散、芙蓉叶（晒干）各适量。

（2）方法：以上方药共研细末，用冷开水调成糊状，取适量外敷患处，每日1~2次。

（3）适应证：湿热毒壅型红斑性肢痛症、痛风性关节炎、阳证疮疡。

（4）出处：《医方集解》。

3.外敷方

（1）处方：朴硝适量。

（2）方法：取上药，加适量水调成糊状，置冷，湿敷于患处。隔日换药1次，10次为1个疗程。

（3）适应证：湿热毒壅型红斑性肢痛症、阳证疮疡。

（4）出处：《中医杂志》，1981，（4）27.

4.红灵酒方

（1）处方：当归、肉桂、花椒、干姜各20g，红花10g，细辛5g。

（2）方法：以上方药加水适量，煎煮取汁，浸洗患处，每日2次，每次约30分钟。

（3）适应证：寒凝血瘀型红斑性肢痛症、冻疮、血栓闭塞性脉管炎。

（4）出处：《中医外科学讲义》。

5.豨莶草洗方

（1）处方：豨莶草30g，桂枝、当归尾、艾叶、防风、苍术各12g，大黄、生姜皮各15g。

（2）方法：以上方药加水适量，煎煮取汁，熏洗患处。每日1次，每次30分钟。

（3）适应证：风寒湿痹兼血瘀型红斑性肢痛症、皮肤病。

（4）出处：《中药药理与临床应用》。

6.寒水石洗方

（1）处方：寒水石30g，芒硝50g。

（2）方法：以上方药加水适量，水煎取汁，待冷后洗患处，每日1~2次。

（3）适应证：热毒壅盛型红斑性肢痛症、湿疹与皮炎急性发作。

（4）出处：《常见外科病中医外治妙法经典荟萃》。

7.忍冬藤洗方

（1）处方：忍冬藤40g，黄柏20g，桑枝50g，苏木30g。

（2）方法：以上方药加水适量，水煎取汁，待冷后洗患处，每日3次。

（3）适应证：风湿热痹型红斑性肢痛症、关节炎、皮肤病。

（4）出处：《常见外科病中医外治妙法经典荟萃》。

8.化瘀止痛方

（1）处方：乳香、没药、当归各30g，红花15g。

（2）方法：以上方药加水500ml，煎煮取液，滤出药渣后加水再煮，将两次所得药液混合，待冷后浸洗患处。每日1~2次，连用5剂为1个疗程。

（3）适应证：瘀血型红斑性肢痛症、关节痹痛、跌打损伤或术后疼痛。

（4）出处：《普济方》乳香没药散加减。

9.温经通脉方

（1）处方：当归20g，川芎、赤芍、红花各12g，丹参、鸡血藤、黄芪各24g，党参、桂枝各15g，附子、干姜各10g，炙甘草9g，花椒、生姜各3g，葱白3根。

（2）方法：以上方药加水1500ml，煮沸30分钟后去渣取汁，熏洗患处20分钟。每日2次，连用5剂。

（3）适应证：寒凝血瘀型红斑性肢痛症、血栓闭塞性脉管炎、雷诺病、冻疮。

（4）出处：《常见外科病中医外治妙法经典荟萃》。

（二）针灸妙法

1.毫针法

（1）取穴：大椎、曲池、太渊，上肢病变者加外关、合谷，下肢病变者加足三里、太冲，湿热内阻型加外关、阴陵泉，气虚湿阻型加阴陵泉、足三里、三阴交。

（2）操作：随症选穴，常规消毒后，进针得气行提插捻转之泻法，每10分钟行针1次，留针30分钟。每日1次，10日为1个疗程。

（3）适应证：红斑性肢痛症。

（4）出处：《上海针灸杂志》，1988（4）：45.

2.电针法

（1）取穴：行间（双侧）、侠溪（双侧）、百会。

（2）操作：常规手法进针后，以"龙虎交战"之手法泻之，然后接通G6805型电针治疗仪，用连续波通电20分钟。每日1次，7次为1个疗程。

（3）适应证：红斑性肢痛症。

（4）出处：《中国康复》，1992（2）：132.

3.温针法

（1）取穴：三阴交、太溪、太冲。

（2）操作：穴位常规消毒，选28号1.5寸毫针进针，三阴交直刺0.5~1寸，太溪直刺0.5~0.8寸，太冲直刺0.5~0.8寸，得气后行捻转泻法。用艾条制成1.5cm左右的艾条段，将艾条段置于针柄上点燃，燃尽再燃一段，如此更换3次，在进针部可垫上硬纸片以防灼烧。每日1次，10次为1个疗程。

（3）适应证：寒瘀气滞型红斑性肢痛症。

（4）出处：《上海针灸杂志》，1988（41）：45.

4.耳针法

（1）取穴：交感、神门、皮质下、心、指、趾。

（2）操作：常规消毒，针刺后强刺激，久留针，每隔3~5分钟加强刺激1次或加脉冲电流刺激，每次通电30~60分钟。亦可采用埋针，冬季埋针5~7日，在埋针期间不断加压。

（3）适应证：红斑性肢痛症。

（4）出处：《新医学》，1977（1）：28-29.

5.电耳针法

（1）取穴：第一组取交感、神门；第二组取皮质下、心。

（2）操作：两组交替采用，针刺后留针，加用脉冲电刺激，每次通电30~60分钟，每日1次，10次为1个疗程。

（3）适应证：红斑性肢痛症。

（4）出处：《江苏医药》，1984（1）：32.

6.三棱针法

（1）取穴：十宣、足趾井穴。

（2）操作：穴位局部严格消毒后，用三棱针针刺，动作要快，刺后挤1~2滴血，用干棉球揩尽，然后擦以适量碘酊。每次选1~2

个穴位，每日1次，10次为1个疗程。

（3）适应证：血瘀型红斑性肢痛症。

（4）出处：《常见外科病中医外治妙法经典荟萃》。

7.穴位注射法

（1）取穴：血海、中平穴。

（2）操作：每次取1对穴位，交替使用。用5ml注射器配5号长针头，吸取丹参注射液2ml，常规消毒皮肤，迅速刺入穴位，得气回抽无血后，将药液注入，每穴1ml。以上治疗每10次为一疗程，疗程间相隔3天。

（3）适应证：红斑性肢痛症。

（4）出处：《上海针灸杂志》，1994（6）：279.

（三）推拿妙法

1.点拿足穴法

患者取坐位，身体放松，医者同时用两手中指点或拿，以与手同侧腹股沟开始，由上而下，由里到外，逐一点或拿穴位，每穴6下，轻重自定。沿足阳明胃经可取髀关、阴市、足三里、丰隆、解溪，足少阳胆经取环跳、风市、阳陵泉、光明、丘墟。再以右手对左腿内侧和左手对右腿内侧交替施术，沿足太阴脾经取箕门、血海、阴陵泉、三阴交，足厥阴肝经取足五里、阴包、曲泉、膝关，足少阴肾经取阴谷、筑宾、复溜。用拿法于腿后沿足太阳膀胱经取承扶，经殷门、委中、承筋、承山到昆仑。注意用拿法时要适当调换腿的姿势与位置。

2.抱擦双腿法

一手置大腿根外侧髂骨下，一手置腹股沟部，各指尖相对，卡抱腿部，用力下擦至踝部；再用力往返回擦至大腿根部，有热胀感即可。亦可大、小腿分段完成，操作如上。

3.掐揉双膝法

患者取坐位，双腿伸直或自然屈曲。两手按抚膝部，掌根对鹤顶穴，五指微曲若爪，各指分置膝周各部，食指、无名指必须分放于两膝眼处，悬肘摇腕，指尖着力，随旋动掐揉，至髌骨内产生热、酸、胀感即可。

4.捏提跟腱法

患者取坐位，一腿屈膝叠压于另一腿上，亦可两腿屈膝或采用跪式，足尖触地，足跟向上。以单手或双手沿小腿下段至足跟端，捏提双足跟腱数下，以酸痛为宜。

5.摇踝理指法

患者取坐位，一腿屈膝叠压于另一腿膝上，似4字形。一手扶屈腿膝部，一手掌心对足心，握拢足趾做上、下、左、右、前、后六个方向屈曲、拔伸及正反方向环旋摇动，每方位6下。然后以手食指、中指屈曲若钳，依次挟捏五趾，拔伸捋理，每趾6下。

6.活腿三节法

一腿持重站稳，另一腿髋、膝、踝三关节分别做六方位的摆、踢、摇、旋等动作，使三个关节皆能活动自如。为增强双腿持重、平衡、控制功能，可做行步踢跟腱法，即正步慢行中，一腿落地站稳，另一腿抬起前进之时，用足背弹踢前腿足跟、小腿部。

第五节　下肢静脉曲张

下肢静脉曲张是下肢静脉因某种因素致静脉瓣膜功能不全，静脉内血液倒流，浅静脉因血液瘀滞而发生曲张所致。易并发血栓性浅静脉炎、下肢溃疡曲张静脉破裂出血和湿疹样皮炎。好发于中年男性，有长期站立、妊娠及盆腔肿瘤等病史，或有家族史。本病一般属中医学"筋瘤"范畴，下肢溃疡中医学称为"臁疮""裙边疮""裤口毒""老烂脚"等。

本节选介实效经典外治妙法，以供临床参考选用。

（一）中药外治妙法

1.玉红膏

（1）处方：紫草、象皮、乳香、合欢皮各60g，全当归90g，生地黄120g，没药30g，甘草15g。

（2）方法：以上方药用麻油750g，煎枯去渣，再入黄蜡120g、白石蜡60g、血竭15g，共煎至滴水不化成膏。摊布及油纸上外敷患处。

（3）适应证：静脉炎性慢性溃疡及疮疡、烧伤、冻疮后期气滞血瘀证。

（4）出处：《伤科补要》。

2.生肌膏

（1）处方：制炉甘石50份，钟乳石、琥珀各30份，朱砂10份，滑石100份，冰片1份。

（2）方法：以上方药共研极细末，用凡士林适量，调煮油膏外敷，其中冰片可待用时掺撒在膏药的表面。

（3）适应证：下肢静脉曲张并发症慢性皮肤溃疡、静脉炎溃疡、放射性皮炎痰瘀互结型。

（4）出处：《常见外科病中医外治妙法经典荟萃》。

3.桐油膏

（1）处方：桐油、百草霜、发灰、黄丹、乳香、鹿角灰各9g。

（2）方法：以上方药除桐油外研为细末，以桐油熬膏，涂油纸上。用时贴于患处。

（3）适应证：下肢静脉曲张并发症慢性下肢溃疡、感染性疮疡瘀血阻滞型。

（4）出处：《杂病源流犀烛》。

4.翠玉膏

（1）处方：沥青30g，黄蜡、铜绿各6g，没药、乳香各3g。

（2）方法：先研铜绿为末，入油调匀；再将黄蜡、沥青火上熔开，次下油，调铜绿搅匀，将乳香、没药旋入搅匀；用河水200ml，将药倾在内，用手拨匀，油纸裹，视疮口大小，分大小块，捻成饼子。贴于疮上，包扎，3日1换。

（3）适应证：下肢静脉曲张并发症慢性下肢溃疡、感染性疮疡瘀血阻滞型。

（4）出处：《卫生宝鉴》。

5.紫连膏

（1）处方：黄连10g，黄柏、大黄、紫草各15g，乳香、没药各

9g，冰片3g。

（2）方法：以上方药共研细末，过120目筛备用。取麻油100ml，炸开后放入黄蜡15g，待冷却至70℃左右，取上述混合药粉30g加入麻油中搅匀冷却收膏。常规消毒患处，取紫连膏涂于患处，外盖纱布固定，每日换药1~2次。

（3）适应证：下肢静脉曲张并发症慢性下肢溃疡、感染性疮疡瘀热瘀阻型。

（4）出处：《辽宁中医杂志》，1994（9）：413。

6. 珠矾散

（1）处方：三七20g，白矾、冰片、珍珠各10g。

（2）方法：以上方药按比例混匀，细研过200目筛，装瓶备用。常规乙醇消毒溃疡四周皮肤，生理盐水清洁溃疡面，再以干棉球拭净，将上药撒在伤口上，根据溃疡面大小决定用药多少，一般每平方厘米2~4g，药粉不宜过厚，以遮盖为度，忌用敷料包扎，每日换药1~2次。

（3）适应证：下肢静脉曲张并发症慢性下肢溃疡、感染性疮疡湿热瘀阻型。

（4）出处：《中医杂志》，1993（9）：551–552。

7. 药茄散

（1）处方：霜后茄子100g，地龙25g，猪头骨30g，侧柏叶20g，灯心草15g，冰片10g。

（2）方法：取霜后茄子切片晾干（个小为佳，如急用烘干亦可），地龙、侧柏叶除掉杂质洗净烤干焙黄，猪头骨煅透，灯心草烧炭，共研细末，冰片研细与上药混合过筛，装瓶密封备用。使用时用蜂蜜或食用油调上药涂患处，亦可直接将药粉撒敷患处，每天2~3次。

（3）适应证：下肢静脉曲张并发症慢性下肢溃疡、皮肤烫伤、烧伤湿热瘀阻型。

（4）出处：《常见外科病中医外治妙法经典荟萃》。

8. 蜈蚣饯

（1）处方：桐油60g，独活、白芷、甘草、蜈蚣各3g。

（2）方法：以上诸药入油内煎滚。先将创面洗净，用白面水调作圈，围在创面四边，勿令泄气走油。将脚放平，以茶匙挑油，渐渐趁热加满，待油温下降取去，以后腐肉风毒自然脱下。用解毒紫金膏搽上，敷料包扎，3日1换。

（3）适应证：下肢静脉曲张并发症下肢溃疡、糖尿病足溃疡、静脉性溃疡、烧伤后期瘀血阻滞型。

（4）出处：《外科正宗》。

9.马钱子膏

（1）处方：马钱子20g，黄丹30g，麻油150ml，黄蜡适量。

（2）方法：先将马钱子置麻油内炸成棕褐色，取出再入黄丹，搅匀，至丹色退尽时加入黄蜡溶化成软膏。用时创面常规消毒，匀涂药膏，用油纸或纱布覆盖，3日换药1次。

（3）适应证：下肢静脉曲张并发症下肢慢性溃疡及难愈性创面、皮肤癌前病变及肿瘤瘀热互结型。

（4）出处：《陕西中医》，1987（1）：35.

10.蜂蜜珍珠膏

（1）处方：蜂蜜100ml，珍珠粉20g。

（2）方法：上药调成膏状，置恒温箱中，温度在60℃持续消毒2小时后备用。溃疡面用3%双氧水消毒后，再用生理盐水冲洗干净，最后敷上适量蜂蜜珍珠膏，视溃疡面情况1日2次或1日3次换药。治疗期间应绝对卧床休息，抬高患肢20°~30°。

（3）适应证：下肢静脉曲张并发症慢性下肢溃疡气滞血瘀型。

（4）出处：《山东中医杂志》，1995（5）：210.

11.蓖麻乳没膏

（1）处方：蓖麻仁、生乳香、生没药、紫草、白芷各20g，红花15g，血竭12g，黄丹130g，麻油250ml，新槐枝1根。

（2）方法：先将麻油放入铁锅内，用文火烧开，把蓖麻仁、紫草、白芷、红花投入麻油内炸枯过滤去渣，将麻油重放锅内；再把生乳香、生没药、血竭入锅将其熔化；最后将黄丹徐徐撒进麻油内，并取新槐枝搅拌，熬至滴水成珠不散，指捻软硬适宜为度。将油膏倾入冷水盆内，浸泡一昼夜以去火毒，即可取出备用。应用前先洗净创面，将膏药摊放纱布上，覆盖创面，每周换药1次。

（3）适应证：下肢静脉曲张并发症慢性下肢溃疡气滞血瘀型。

（4）出处：《中国膏药配方配制全书》。

（二）针灸妙法

1.毫针法

（1）取穴：血海、足三里、阴陵泉、三阴交、商丘。

（2）操作：穴位局部常规消毒，进针得气后行平补平泻法。同时在创面边缘1cm处按经络走行方向对刺3~4针，针尖向中心方向针刺0.4~0.8寸深。留针15~30分钟，每日1次，5次为1个疗程，疗程间休息1~3日。

（3）适应证：下肢静脉曲张。

（4）出处：《光明中医》，2011，26（10）：1978–1979.

2.火针法

（1）取穴：血海、曲池、阿是穴（曲张的静脉）。

（2）操作：让患者扶墙站立在治疗床上，医生以橡胶止血带扎在曲张的静脉上方，然后消毒，先用20%的碘酊棉球从阿是穴中心向四周做同心圆消毒，再用75%的酒精棉球用同法脱碘。右手握笔式持针，将针尖伸入点燃的酒精灯的外焰中，将针体烧红。用密刺法刺曲张的静脉使之破裂，血液从破裂的血管溢出，不用止血。放血完毕，让患者平躺于治疗床上面，用28号1.5寸毫针针刺患侧血海、曲池，留针30分钟。每周治疗1次，5次为1个疗程。配合长期穿医用弹力袜护腿。有凝血机制障碍不宜用本法治疗。

（3）适应证：下肢静脉曲张。

（4）出处：《河北中医》，2023（7）：527.

3.豹文刺法

（1）定位：患者端坐，将患肢放在脚凳上，充分暴露溃疡。

（2）操作：局部皮肤进行碘酒、乙醇棉球常规消毒，医生手持三棱针沿溃疡边缘环刺1周，针距1~2mm，令其恶血流尽后，敷以凡士林纱条，再覆盖消毒敷料，用胶布固定。5天后打开敷料，可见溃疡边缘消失，瘢痕形成。一般1次治愈，当1次未愈时，可再刺1~2次。

（3）适应证：下肢静脉曲张。

（4）出处：《灵枢》。

4.皮肤针法

（1）取穴：病灶在小腿外侧者取足三里、悬钟、阳陵泉、承山，病变在小腿内侧者取血海、曲泉、阳陵泉、复溜。

（2）操作：依病变部位选穴后，常规消毒，以皮肤针叩刺后，加拔火罐，排除瘀血。每日1次，5日为1个疗程。

（3）适应证：下肢静脉曲张。

（4）出处：《针灸学》。

5.磁圆针法

（1）术前：患者治疗前需做深静脉回流试验，回流良好（即阴性）者方可用磁圆针法。

（2）操作：患者倚托他物直立，重心放在患肢上，使静脉曲张团充盈。医生左手拇指固定按压在曲张静脉团的最上方（即近心端），右手持磁圆针，以腕部活动成捶叩之力，垂直叩击曲张的静脉团，先自曲张静脉团的远端开始，由下而上，渐至曲张静脉团的近端，叩至曲张静脉团局部隆起、蓝色蚯蚓状曲张静脉团消失，并以温度升高（或手触发热）为度。轻中度患者一般1~3次可治愈。半月后，如有部分曲张静脉团残留未愈，可用上法再行治疗。

（3）适应证：下肢静脉曲张。

（4）出处：《四川中医》，1992（12）：51.

6.穴位注射法

（1）取穴：曲张的静脉团处、三阴交、足三里。

（2）操作：用10ml注射器带7号针头，抽取复方麝香注射液4ml和10%葡萄糖注射液4ml。先在曲张的静脉团处常规消毒，避开曲张的静脉团垂直刺入，深浅视患者体形而定，回抽无血时推入2ml混合药液。若为大隐静脉曲张，则在三阴交注射2ml混合药液，进针后力求使针感向上传导至曲张的静脉团处；若为小隐静脉曲张，则取足三里，使针感向下传导至曲张的静脉团处；若大、小隐静脉均有曲张，同时取三阴交和足三里注射，每穴每次注射2ml。每日1次，10次为1个疗程，连续治疗3个疗程。

（3）适应证：下肢静脉曲张。

（4）出处：《中国针灸》，1997（10）：628.

第八章 男科疾病

第一节 慢性前列腺炎

慢性前列腺炎为男性泌尿系统常见多发病，包括慢性细菌性前列腺炎和慢性非细菌性前列腺炎。近年来其发病率迅速上升，逐年提高，并且发病年龄不断趋于年轻化，据统计，35岁以上的男子有10%~20%患有本病。本病一般属中医学"精浊""淋浊""白浊"等范畴。

本节选介实效经典外治妙法，以供临床参考选用。

（一）中药外治妙法

1.涤邪汤

（1）处方：苦参、红花、延胡索、川芎、枳壳、桂枝、花椒、艾叶各20g，透骨草、伸筋草、土茯苓、萆薢、丹参各30g。

（2）方法：以上方药煎汁趁热坐浴，每日2~3次，每次30分钟。

（3）适应证：湿热瘀阻兼风寒湿痹型慢性前列腺炎、慢性盆腔炎、附件炎。

（4）出处：《国医论坛》，1997（2）：30.

2.清疏汤

（1）处方：黄柏、黄芩、金银花、土茯苓、紫花地丁、丹参、赤芍、王不留行各10g，红藤、白花蛇舌草各30g，蒲公英20g。

（2）方法：以上方药浓煎300ml，装入消毒液体瓶中，连接一次性输液器，再接1个14号导尿管插入肛门，药液温度为37℃~39℃。以每分钟30滴速度，缓慢滴注，每天2次。

（3）适应证：湿热瘀阻型慢性前列腺炎、慢性溃疡性结肠炎。

（4）出处：《齐齐哈尔医学院学报》，1999（3）：234-235.

3.四黄汤

（1）处方：黄连、黄柏、黄芪、党参各25g，黄芩、丹参、赤芍、川芎各15g，炙甘草6g。肾阳虚者加熟地20g，制附子15g；肾阴虚者加山药20g，生地黄15g。

（2）方法：每日1剂，水煎2次，浓缩至150ml，药温为39℃～42℃，保留灌肠2小时以上，15剂为1个疗程。

（3）适应证：湿热瘀阻型慢性前列腺炎。

（4）出处：《广西中医药大学学报》，2001（4）：73.

4.坐浴方

（1）处方：黄柏20g，生地黄、红花、苦参、丹参、益母草各30g，知母、赤芍、地龙、蒲公英、败酱草、鳖甲、大黄各15g。下腹胀痛者加乌药、香附各15g；会阴部胀痛明显者加荔枝核30g；腰骶部酸痛明显者加狗脊15g；性欲下降、阳痿者加阳起石30g；尿频、尿急者加金樱子30g；前列腺液检查有脓细胞或白细胞者加金银花30g；前列腺有硬结者加三棱30g。

（2）方法：上方水煎液，每天温热（30℃）坐浴1次，每次约40分钟，并用右手食指及中指并拢顺时针做环状按摩会阴部约50次，另用干毛巾包上述中药药渣温热外敷下腹部约20分钟。

（3）适应证：湿热瘀阻兼肝肾不足型慢性前列腺炎。

（4）出处：《四川中医》，2003（11）：46–47.

5.前列宁

（1）处方：苦参、防己、黄柏、虎杖、生大黄、山奈、白芷、赤芍、丹参、川芎、姜黄各等量。

（2）方法：以上方药共研粗末，每次用100g置于盆中，取适量热水倾入，以会阴及肛门为中心，趁热熏蒸，待温度降至40℃~45℃时，坐浴，间断加入热水，维持药液温度。每日1次，每次30分钟。

（3）适应证：湿热瘀阻型慢性前列腺炎。

（4）出处：《辽宁中医杂志》，1998（6）：22.

6.清淋露

（1）处方：苦参、青果、丹参、王不留行、白芷、乳香、没药各

10g，白果6g，白头翁、马齿苋、败酱草各30g，红藤、生甘草各3g。

（2）方法：将上述中药1剂煎煮2次兑一起，再用文火浓缩至100~120ml，即可。用时掌握好药物温度，一般在35℃~38℃。患者取右侧卧位，将导管插入肛内10~15cm，药物自然灌入，或用注射器缓慢推入亦可。灌注完成后，保留上述体位约30分钟，再变换体位为仰卧位即可。一般保留时间越长，疗效越佳，但最少应保留1小时。每天1次，10次为1个疗程。

（3）适应证：湿热瘀阻兼肝肾不足型慢性前列腺炎。

（4）出处：《陕西中医》，1997（2）：65–66.

7. 前列腺散

（1）处方：大黄、黄柏、牛膝、连翘、王不留行、夏枯草、车前子、赤芍、水蛭、皂角刺、当归、桃仁、三棱、莪术各等份。

（2）方法：以上方药共研细末，混匀密封备用。治疗时以药末加适量陈醋调成糊状，放在纱布上，体积约2cm×2cm×0.5cm（厚），表面放少许冰片，外敷于会阴上，用胶布固定。2~3天换药1次，1个月为1个疗程。

（3）适应证：湿热瘀结型慢性前列腺炎。

（4）出处：《山东中医杂志》，1997（12）：16–17.

8. 前列腺炎栓

（1）处方：三棱、黄柏、赤芍各10g，虎杖12g，乌药5g，0.1%对羟基若甲酸甲酯水溶液10ml，半合成山苍子油酯（溶点为35.0℃~35.5℃）150g。以上为76粒量，每粒重2.5g。

（2）方法：将中药粉碎，过80目筛，将基质在水浴上熔融，再将中药粉及0.1%对羟基苯甲酸甲酯水溶液加入，不断搅拌直至均匀，倾入栓剂模型中，冷却，取出即得。睡前或排便后入肛门内约3cm处，每日2次，每次1粒，30天为1个疗程。

（3）适应证：湿瘀互结型慢性前列腺炎。

（4）出处：《中医外治杂志》，1996（2）：10–11.

9. 中药热熨方

（1）处方：吴茱萸、小茴香、紫花地丁、蒲公英、败酱草、白头翁各20g，肉桂、香附、桃仁、红花各15g，芍药、桂枝、柴胡、延胡索各10g。

（2）方法：将上述药物混合均匀，碾成细末，过100目筛，装瓶备用。自制两个透气功能较好的长30cm、宽20cm（尺寸可根据患者身材定）的药袋。一个盛装50g细食盐（称1号袋），另一个盛装上述药末100g（称2号袋），将两药装好摊平。患者取仰卧位，将1号袋置于患者下腹部，盖严肚脐，2号袋放于1号袋上，然后用神灯理疗、热熨30分钟。每日早晚各1次，15天为1个疗程。

（3）适应证：寒湿阻滞型慢性前列腺炎。

（4）出处：《中医外治杂志》，2004（5）：40.

（二）针灸妙法

1.毫针法

（1）取穴：取足太阳膀胱经及任脉经穴为主，配合脾、肾经经穴。主穴取小肠俞、膀胱俞、脾俞、次髎、关元、中极，配穴取阴陵泉、三阴交、太溪。实证加曲骨、外关，虚证加肾俞、足三里。

（2）操作：患者俯卧位时所取穴用28号2.5寸毫针，进针2~2.5寸。患者仰卧位时所取穴用30号1.5寸毫针，进针0.5~1.0寸。实证进针得气后用泻法，虚证用平补平泻法。留针30分钟，每日1次。每次主穴、配穴3~4个交替选用。每10天为1个疗程，疗程间休息3~5天。

（3）适应证：慢性前列腺炎。证型见取穴。

（4）出处：《中国针灸》，1995（4）：25.

2.温针法

（1）取穴：肾俞（双）、大肠俞（双）、秩边（双）、中极、关元、三阴交（双）、会阴两旁（前列腺点）、水道、气海。

（2）操作：患者取仰卧位，皮肤常规消毒后，会阴两旁用28号毫针直刺1.5寸，从阴囊与腹股沟中点进针，向内斜刺45°角、1.0~2.0寸深，以阴囊四周有酸胀感为度；关元用30号毫针，向下斜刺65°，深1.5寸，以酸胀感达阴茎根部为佳；再用30号毫针直刺水道、气海等穴，用提插或捻转手法。得气后取20cm纯艾条套在针柄上点燃，温灸3壮。留针20分钟，每日1次，10次为1个疗程，疗程间休息5日。

（3）适应证：慢性前列腺炎。

（4）出处：《针灸临床杂志》，2009，25（1）：24.

3.电针法

（1）取穴：中极、关元、归来、足三里、三阴交、太冲；肾俞、气海俞、次髎、阴陵泉、三阴交、太溪。

（2）操作：两组穴位交替使用，排空小便后，施平补平泻法，得气后接G6805电针治疗仪，选用疏密波。留针30分钟，隔日1次，15次为1个疗程。

（3）适应证：慢性前列腺炎。

（4）出处：《针灸临床杂志》，1996（2）：35-36.

4.芒针法

（1）取穴：秩边、水道、气海、关元。肾虚腰痛者加肾俞、气海俞；阳痿、遗精、早泄者加三阴交、太溪；食少便溏、身重肢冷、大便秘结者加大椎、丰隆。

（2）操作：秩边透水道，采用直刺深透。患者取俯卧位或侧卧屈膝位，选用30号芒针，刺至5~6寸，有针感缓缓放射至尿道，是谓得气，然后进行弹搓手法使针感加强。气海、关元刺3~5寸深，以捻转泻法令气至病所。刺肾俞、气海俞时，针尖刺向椎体横突，进针1.5~2寸。三阴交向上斜刺45°角，令针感从小腿升至大腿内侧，得气后行捻转补法。丰隆行捻转泻法。大椎直刺0.5寸，施以捻转泻法。

（3）适应证：慢性前列腺炎。证型见取穴。

（4）出处：《陕西中医》，1998（11）：513.

5.穴位埋线法

（1）取穴：寒滞肝脉型取关元、曲泉、太冲；湿热下注型取中极、阴陵泉、三阴交；肾阴虚型取肾俞、关元俞、关元、三阴交、太溪；肾阳不足型取命门、肾俞、关元、太溪、阴谷。血尿者加血海，尿路刺激症状重者加水道，遗精者加精宫，盗汗者加阴郄，五心烦热者加间使，滑精者加归来、曲骨，水肿者加水分、足三里，前列腺肥大者加气海、关元、三阴交、阴陵泉、会阴。

（2）操作：穴位消毒、局麻后，用9号穿刺针装入羊肠线，刺入穴位内。腹部穴位针尖向下斜刺，注入1号羊肠线1.5cm；背部穴位直刺，注入0号羊肠线2cm；四肢穴位直刺，注入2号羊肠线1cm。15天埋线1次，5次为1个疗程。

（3）适应证：慢性前列腺炎。证型见取穴。

（4）出处：《西部中医药》，2011，24（8）：88-89.

6.耳针埋穴法

（1）取穴：主穴取前列腺、尿道、内分泌、耳尖、屏尖；配穴取内生殖器、盆腔、睾丸、神门、心、肾。主穴每次必取，腰骶部痛、会阴部痛者配盆腔、肾，睾丸痛者配睾丸，失眠者配神门、心、肾。

（2）操作：用探测仪或探针点压法精确找出耳穴反应点，涂上标记。用碘酒及乙醇常规消毒，用经碘酒浸泡过的无菌30号揿针快速刺入穴位，胶布固定。每次取单耳，观察2天，如自我症状明显减轻，前列腺部位有轻松舒适感，留针7天为1个疗程，换另一耳。如3日内无效，应重新选穴埋针。应严格消毒，防止感染；埋针处不要被水浸湿；耳郭有炎症者不宜埋针；忌烟酒和刺激性食物；尽量避免同房。

（3）适应证：慢性前列腺炎。

（4）出处：《广西中医药》，1987（6）：26.

7.穴位点灸法

（1）取穴：中极、冲门（双）、肾俞（双）；气冲（双）、命门、曲骨、会阴。两组穴交替使用，并随症加减。可选阿是穴。

（2）操作：在穴位上盖一层薄纸，将点燃的药绳（用长30cm、直径0.5cm的苎麻绳与生川乌、生草乌、生马钱子各10g，生天南星、生半夏、闹羊花、制乳香、制没药、牛蒡子、桔梗、柴胡、白芷、桂枝、肉桂、杜仲各20g，一起加水适量煮1小时，将麻绳取出阴干备用）靠在纸上，用包有厚纸或厚布的右手拇指突然快速压向点燃的药绳，使药绳与纸、穴位三者接触，这时药绳火焰压灭，患者有痒感。10天左右痂皮脱落（该处20天后可重复使用），有时有色素沉着，一般数月后可消失，一般不会发生局部感染。每半月1次，3次为1个疗程。

（3）适应证：慢性前列腺炎。

（4）出处：《江西中医药》，1999（3）：15.

第二节　前列腺增生症

由于前列腺组织良性增生压迫尿道所产生的一系列症状，即称为前列腺增生症，又称前列腺肥大、前列腺瘤、前列腺瘤样增生等，是老年男性的常见病，始于40岁，高发于50~70岁。本病的发生可能与种族、地区有关，如欧美的发病率较亚洲的高，好发于高加索、美洲黑色人种等。近年来，随着对本病认识的逐步提高和诊断技术的不断改进，其发病率有明显上升趋势。本病一般属中医学"癃闭"等范畴。

本节选介实效经典外治妙法，以供临床参考选用。

（一）中药外治妙法

1.三味散

（1）处方：大黄、芒硝各100g，冰片10g。

（2）方法：以上方药共为散剂，密封。治疗时取药散用麻油调成糊状，以杏核大小药膏置于胶布中央，贴于肛前会阴部。每日更换1次，10天为1个疗程。

（3）适应证：湿热瘀阻或热毒壅盛型前列腺增生症。

（4）出处：《新疆中医药》，1996（2）：53.

2.椒辛散

（1）处方：白胡椒1.5g，北细辛1g。

（2）方法：以上方药共研粉末，备用。治疗时取椒辛散约3g，填满脐部，外用麝香风湿膏覆盖粘贴。每3日换药1次，10次为1个疗程，停药休息2天继续第2个疗程。

（3）适应证：寒凝气滞型前列腺增生症。

（4）出处：《常见外科病中医外治妙法经典荟萃》。

3.遂冰散

（1）处方：生甘遂9g，冰片6g。

（2）方法：以上方药共研细末，加适量面粉、开水调成糊状，外敷于中极上，直径为4~5cm，并加热敷。每天换药1次。

（3）适应证：湿热瘀阻型前列腺增生症、前列腺炎。

（4）出处：《常见外科病中医外治妙法经典荟萃》。

4.芒矾散

（1）处方：芒硝、明矾各等份。

（2）方法：以上方药研成细末，拌匀。治疗时将墨水瓶盖顶端去掉，仅留外圈，放在肚脐正中，用芒矾散填满，再用冷水滴入药中，以药物湿润、水不外流为宜，上用胶布固定，每日1次。

（3）适应证：湿热瘀阻型前列腺增生症。

（4）出处：《中医外治杂志》，1999（2）：51.

5.清活汤

（1）处方：丹参、赤芍、桃仁、红花、王不留行各15g，败酱草、蒲公英、甘草各10g。

（2）方法：以上方药水煎取浓汁50~100ml。患者取侧卧位，臀部垫高约10cm，根据患者耐受情况，用吊桶滴入煎汁50~100ml，保留约30分钟。每天2次，10天为1个疗程。

（3）适应证：湿热瘀阻型前列腺增生症、慢性前列腺炎。

（4）出处：《常见外科病中医外治妙法经典荟萃》。

6.启癃汤

（1）处方：大黄、益母草、川牛膝各15g，王不留行10g，细辛9g，苦参30g。

（2）方法：以上方药水煎，滤去药渣，取汁200ml。每次100ml，早晚各1次，保留灌肠。药温以37℃~40℃为宜，操作时垫高臀部。灌入压力应小，注入宜慢。若用吊桶行直肠点滴，以每分钟50~100滴为宜，避免药液漏出，更好发挥其疗效。

（3）适应证：气血瘀阻型前列腺增生症。

（4）出处：《陕西中医》，1997（4）：152.

7.中药坐浴方

（1）处方：金银花、败酱草各20g，苦参、芒硝、大黄、红花、野菊花各15g，马齿苋25g，丝瓜络10g。

（2）方法：以上方药水煎20分钟，取药液入盆，待冷却到40℃左右时患者于盆内坐浴30分钟。每日早晚各1次，10天为1个疗程，疗程间隔5天。

（3）适应证：湿热瘀阻型前列腺增生症。

（4）出处：《常见外科病中医外治妙法经典荟萃》。

（二）针灸妙法

1.毫针法

（1）取穴：肾阳虚型取肾俞、膀胱俞、中极、关元、阳陵泉、太溪；肝肾阴虚型取肾俞、膀胱俞、肝俞、中极、三阴交、复溜、太冲；脾肾阳虚型取肾俞、脾俞、膀胱俞、气海、中极、足三里、三阴交；肺肾气虚型取肾俞、肺俞、膀胱俞、中极、气海、足三里、中府。

（2）操作：肾阳虚型肾俞、膀胱俞、中极、关元针刺用补法，得气后加灸；阳陵泉、太溪针刺用补法，得气后留针，出针用补法。肝肾阴虚型肾俞、膀胱俞针刺用补法，得气后留针；肝俞、中极、三阴交、复溜先补后泻，针刺留针；太冲用泻法，不留针。脾肾阳虚型肾俞、脾俞、膀胱俞、气海、中极、足三里先用针刺补法，得气后加温针灸；三阴交针刺用补法，得气后留针，用补法出针。肺肾气虚型肾俞、肺俞、膀胱俞、中极、气海、足三里针刺用补法，得气后加灸；中府针刺用补法，得气后留针，出针用补法。

（3）适应证：前列腺增生症。症型见取穴。

（4）出处：《中国针灸》，1994（4）：13–15+61+62.

2.火针法

（1）取穴：会阴、曲骨、三阴交、肾俞。

（2）操作：局部常规消毒，用细火针在酒精灯上烧至通红，迅速点刺上穴。隔日1次，7次为1个疗程。

（3）适应证：前列腺增生症。

（4）出处：《中国针灸》，1991（4）：53.

3.耳针法

（1）取穴：膀胱、尿道、交感、外生殖器、肾、三焦。

（2）操作：每次选2~3个穴位，局部严格消毒，选用0.5寸毫针直刺0.2~0.3寸，得气后留针30分钟，期间行针1次。每日1次，10次为1个疗程。

（3）适应证：前列腺增生症。

（4）出处：《中国针灸》，1998，18（5）：316.

4.电磁针法

（1）取穴：第一疗程取中膂俞、委阳；第二、三疗程取会阴旁、三阴交。脾肾阳虚型加命门，肾阴虚型加太溪，中气不足型加足三里，湿热下注型加阴陵泉，痰凝瘀阻型加丰隆、血海。

（2）操作：患者取伏卧位或侧卧位均可，穴位常规消毒后，取长针直刺中膂俞深达5~7寸，以患者下腹部、外阴部及龟头部有酸、麻、胀、抽感为准；会阴旁位于会阴左右各旁开0.5寸处，取2.5~3寸毫针向会阴旁深部方向斜刺1.5~2寸，针尖可刺入前列腺腺体，患者在前列腺、睾丸及会阴部往往有针感。上述二穴有针感后，在左、右两侧针柄上分别放置直径为1cm、厚度为0.2cm、强度为0.2T的N极和S极磁片各1块，再用KWD-808Ⅱ全能脉冲电治疗仪输出线终端的小夹固定，以频率70~80次/分、疏密波的电脉冲刺激。其他穴位不加磁片和电脉冲，按常规针刺方法操作，虚证用补法，虚中夹实用平补平泻法。每日1次，每次30分钟，10次为1个疗程，两疗程间休息3~7天。

（3）适应证：前列腺增生症。证型见取穴。

（4）出处：《陕西中医》，1993，14（4）：174.

第九章 其他疾病

第一节 胆石症

胆石症是胆道系统结石的统称，是一种非常常见的外科疾病。根据结石所在部位，可分为胆囊结石、胆总管结石及肝内胆管结石；根据其化学成分，可分为胆固醇结石和胆色素结石。临床表现常取决于结石发生的部位，以及是否造成梗阻、感染等。据报道，本病在我国发病率高达10%，且随年龄增长发病率亦升高，一般女性患病比男性高出一倍多。在我国的胆石症发病人群中，原发性胆管内胆色素结石占多数，近年来胆囊的胆固醇结石亦明显增加，这与营养和卫生条件改善有密切关系。本病一般属中医学"胁痛""胃脘痛""黄疸""癖黄"等范畴。

本节选介实效经典外治妙法以供临床参考选用。

（一）中药外治妙法

1.利胆膏

（1）处方：大黄、金钱草各60g，栀子、黄芩、茵陈、郁金各40g，青皮、枳实、乌梅各30g。

（2）方法：以上方药共研细粉，加入牛胆汁及食醋，调成稠膏，装瓶备用。治疗时以肝胆经穴位为主，取丘墟、阳陵泉、太冲、期门、日月、肝俞、胆俞等穴，每穴取利胆膏约2g，压成直径约2mm的药饼外敷，外加胶布覆盖固定。每日1次，两侧穴位交替使用，14次为1个疗程。

（3）适应证：胆石症、慢性胆囊炎之肝胆湿热型。

（4）出处：《国医论坛》，1992（3）：24-25.

2.黄硝膏

（1）处方：生大黄60g，芒硝30g，大蒜1~2粒，米醋适量。

（2）方法：生大黄研细末，取一半与芒硝、大蒜同捣成糊状，以布包好备用。将另一半生大黄粉用米醋调成糊状，以布包好备用。在胆囊区皮肤上涂上少许植物油，将蒜药糊敷于胆囊区，10分钟左右揭去，继将醋药糊敷上，时间尽量长些。每天可将两种药糊交替敷数次。

（3）适应证：胆囊炎、胆石症等之肝胆湿热型。

（4）出处：《新医学》，1973（8）：398.

3.胁痛膏

（1）处方：醋柴胡、当归、赤芍、五灵脂、桃仁、青皮各20g，制香附30g，枳壳、红花、川芎、川楝子、生茜草各15g，木香、制乳香、制没药、黄芩各10g，麝香2g，樟脑3g，黄丹250g，麻油800g。

（2）方法：以上诸药除麝香、樟脑外，浸于麻油中煎熬成焦黑色，去渣，存油，加入黄丹再煎成滴水成珠状，最后加入麝香、樟脑，凝结成膏，摊成Ⅰ号膏20g，Ⅱ号膏25g，备用。先将胆囊底体表投射部、胆俞部位用温开水洗净，将膏药稍加温后，Ⅰ号膏、Ⅱ号膏分别贴于该两处。每2~3天更换1次，10次为1个疗程。

（3）适应证：胆石症、慢性胆囊炎及术后胁痛之气滞血瘀型。

（4）出处：《中医外治杂志》，2006（5）：39.

4.肝胆排石膏

（1）处方：天南星、附子、香附各10g，当归、肉桂、丁香、乳香、没药、大黄各20g，五灵脂、木香、陈皮、地龙各30g，防风、荆芥各40g，广丹1000g，麻油2000g。

（2）方法：以上方药按常规制成外贴膏药。治疗时不分年龄大小，用2贴，即肝区前、后各1贴，洗澡或隔2~3天取下对折几次，使未发挥药物作用的部分调至外面，再敷肝胆痛区。1周更换1次新药。

（3）适应证：寒凝血瘀型胆石症。

（4）出处：《中华中医药学刊》，2004，22（8）：1525–1526.

5.胆石外贴膏

（1）处方：金钱草、白芷、青皮、虎杖各30g，郁金、乳香、血竭各20g，大黄、玄明粉各60g，薄荷冰10g。气滞型加广木香

30g，湿热型加栀子30g。

（2）方法：以上方药研粉，过100目筛，装瓶备用。用时取药粉60g，以蜂蜜适量调成膏状，摊在10cm×10cm及4cm×4cm不吸水棉纸上。将肝胆区皮肤用温水洗净，用无菌生理盐水洗净神阙，将药膏分别贴在肝胆区（覆盖日月、期门）及神阙，外用塑料薄膜和棉布，以胶布或布带固定。3~12小时换药1次。

（3）适应证：胆石症、胆囊炎及术后残留结石。

（4）出处：《中医外治杂志》，1995（1）：5-8.

6.利胆溶石膏

（1）处方：莪术、鸡内金、硼砂各15g，郁金、硝石、明矾、白芷各30g，猪胆1枚，冰片6g。

（2）方法：以上方药除猪胆外共研细末，将猪胆汁倒入药末中拌匀，再加入蜂蜜400ml，调匀成膏备用。敷于胆囊区，外用透明薄膜覆盖，然后用腹带扎紧固定。每日敷1次，每次8~12小时。

（3）适应证：胆石症、慢性胆囊炎及术后残留结石之湿热瘀阻型。

（4）出处：《中医药信息》，1995（1）：11-14.

（二）针灸妙法

1.电针法

（1）取穴：胆俞、日月、期门。

（2）操作：穴位局部常规消毒，取4寸毫针斜刺入日月、期门，进针8cm左右，得气后接G6805电针治疗仪，以疏密波进行治疗，持续90分钟；胆俞用1寸毫针，进针0.5~0.8寸，得气后接G6805电针治疗仪，以疏密波进行治疗，留针15分钟。每日治疗1次，病重者可每日3次，一般7天为1个疗程，疗程之间休息3天。

适应证：急性胆绞痛、胆固醇性小结石及肝内胆管泥沙结石。

出处：《中医药信息》，1995（1）：11-14.

2.耳穴快针法

（1）取穴：胆囊结石取胰、胆、肝、胃、艇中、脑、下屏间为主，配以屏间、枕、三焦、十二指肠；肝内胆管结石取胰、胆、肝、脑、皮质下、下脚端为主，配以肾、下屏间、十二指肠。

（2）操作：耳郭常规消毒，选准耳穴，以毫针快速针刺，速刺疾出，不留针。两耳交替，每日1次，15次为1个疗程。

（3）适应证：急性胆绞痛、胆固醇性小结石及肝内胆管泥沙结石。

（4）出处：《中医药信息》，1995（1）：11–14.

3. 耳穴电针法

（1）取穴：胰、胆、肝、三焦、胃、十二指肠、食管；痛甚者加交感、神门，黄疸者加肾上腺、内分泌，炎症期者加内分泌、神门、耳尖，排石困难者加耳迷根、交感。

（2）操作：每次选用4个穴位，用经络诊疗仪探头在穴位上进行电针治疗。每次15分钟，每日1次，20天为1个疗程。

（3）适应证：急性胆绞痛、胆固醇性小结石及肝内胆管泥沙结石。

（4）出处：《中国针灸》，1986（5）：5–7.

4. 耳穴压籽法

（1）取穴：胰、胆、十二指肠、肝、胃、脾、大肠、直肠下段、内分泌、交感、肾上腺、三焦、小肠、耳迷根。

（2）操作：严格按"耳穴国际标准化方案"所示穴区取穴，使用WQ-10多功能电子穴位控测仪，在患者耳郭上选取阳性反应点。选穴后即在5mm×5mm胶布上置一粒王不留行贴耳部，按压1分钟，使局部产生胀、痛、热或麻的感觉。治疗后嘱患者每日早、晚及三餐饭后，以同样力度自行按压，每次10~15分钟。两侧耳郭轮换贴压，隔日治疗1次。

（3）适应证：急性胆绞痛、胆固醇性小结石及术后残留结石。

（4）出处：《中医药信息》，1995（1）：11–14.

5. 穴位注射法

（1）取穴：双侧胆囊、足三里、太冲。

（2）操作：维生素K₃注射液1ml，山莨菪碱注射液1ml，生理盐水10ml。以7号注射针头、20ml注射器抽取药液。常规消毒局部皮肤后，将针头快速刺入肌肉，并上下提插，出现针感后若回抽无血，即可注射药液，每穴注药2ml。每日治疗1次，30次为1个疗程。

适应证：急性胆绞痛、胆固醇性小结石及术后残留结石。

出处：《实用中医药杂志》，1998（10）：14-15.

第二节　烧烫伤

凡是火焰、热水、热气、热油或其他高温液体、激光、放射线、电能或化学物质（如强酸、强碱）等作用于人体引起的损伤，都称为烧烫伤。通常所称的或狭义的烧烫伤，是指单纯由高温所造成的热烧烫伤，其在临床上常见，临床表现为皮肤发红、水肿、灼痛，脱皮后创面鲜红、渗液，疼痛剧烈，伤及肌肉筋骨则皮焦肉卷，状如皮革，色蜡化或焦黑炎化。小面积浅度烧烫伤常无全身症状，严重的大面积深度烧烫伤，可并发休克、脓毒症及心、脑、肝、肺、胃、肾多器官的病变。本病一般属中医学"汤火伤""汤泼火伤""水火烫伤"等范畴。

本节选介实效经典外治妙法，以供临床参考选用。

1.四黄散

（1）处方：黄柏、黄芩、大黄、虎杖各150g，地榆200g，黄连、紫草各60g，甘草45g，冰片30g。

（2）方法：以上方药共研细末，用适量麻油调成黏糊状装入瓶内备用。用时创面常规清洁，以无菌针头抽出水疱内液体，尽量不撕脱皮肤，涂药于创面，每日1次，取暴露疗法，如有擦掉处随时补涂，药层不宜过厚，以不见创面为度。

（3）适应证：烧烫伤、皮肤溃疡等热毒型创面。

（4）出处：《中国临床医生杂志》，1989（3）：55.

2.天仙散

（1）处方：黄连、栀子、苦参、生石膏各5g，天仙子200g，3%茶叶洗液适量。

（2）方法：以上方药研末备用，用时以3%茶叶洗液调匀外敷。创面轻度感染者可加冰片、白矾各2g，地榆10g；创面干燥、出血者加大黄、地榆、黄柏各5g；新肌渐长者加地榆8g，青黛2g。

（3）适应证：热毒型浅表烧烫伤创面。

（4）出处：《中医药临床杂志》，1999（1）：57-58.

3.复地散

（1）处方：红药子1000g，地榆、大黄各200g，黄柏、紫草、炉甘石各100g，冰片120g，95%乙醇适量。

（2）方法：上方前6味分别粉碎，过120目筛，然后混合均匀。将冰片用适量95%乙醇溶解后，兑入适量混合过的药粉中研匀，再用套研法将剩余药粉套研进去，最后过60目筛，再搅拌使颜色均匀一致，密封备用。创面常规清洁，洗净分泌物，抽出水疱内液体，以本散加适量麻油调匀，涂于创面，每日换药1次。

（3）适应证：Ⅱ度烧伤、感染性溃疡及湿热型皮肤损伤。

（4）出处：《中医药临床杂志》，1999（1）：57-58.

4.凝露散

（1）处方：白及30g，黄连、黄柏、黄芩、大黄各60g。

（2）方法：以上方药研为细末，用麻油调，频搽患处，如有渗出者干掺。

（3）适应证：烧烫伤及湿热型皮肤损伤。

（4）出处：《简明医彀》。

5.黄榆散

（1）处方：大黄、黄连、黄芩、地榆各10g，银耳6g，冰片3g。

（2）方法：先将前5味研极细末，加入冰片稍研，混匀装瓶。用时常规清洁创面，表皮未脱者以麻油调敷，表皮已脱者以干粉直接敷，每日敷3~4次。

（3）适应证：浅表烧烫伤及皮肤破损湿热型。

（4）出处：《中医药临床杂志》，1999（1）：57-58.

6.冰寒散

（1）处方：生石膏、寒水石各30g，冰片5g。

（2）方法：以上方药研极细末，入瓶密封备用。用时将创面常规清洁，将冰寒散与麻油调成糊状，涂于创面上，每日1~2次。

（3）适应证：Ⅰ-Ⅱ度烧烫伤及浅表热毒型创面。

（4）出处：《中国皮肤病秘方全书》。

7.狗骨散

（1）处方：狗骨灰90g，冰片、朱砂各5g。

（2）方法：将狗骨灰于炉火上烧透，放冷，然后与二药分别研细过筛，混匀装瓶备用。治疗时先消毒，有水疱者，用消毒针筒吸干，再用本药，采用暴露疗法，在寒冷天气或其他情况下也可包扎。一般用麻油调匀，外涂，每日2次。创面潮湿者直接撒布于上，每日数次。

（3）适应证：浅表热毒型皮肤损伤，如烧伤、溃疡等。

（4）出处：《常见外科病中医外治妙法经典荟萃》。

8.石竭散

（1）处方：煅石决明、寒水石各25g，煅石膏30g，血竭15g，冰片3g。

方法：将以上方药研细粉，混匀，用紫外线照射30分钟，储瓶内密封备用。对无感染创面需经一般消毒后，先用麻油涂于皮损处，再把药粉均匀撒在其上。如创面已有感染，水疱破溃渗液较多，需彻底消毒，清除其分泌物，可直接将药粉均匀地撒在皮损处，不需换药，不用包扎。

适应证：热毒型皮肤损伤，如烧烫伤、感染性溃疡。

出处：《中医外治杂志》，2001，10（3）：54.

9.烫伤油

（1）处方：干地黄、红花、当归、麦冬、陈皮、甘草、地榆、冰片各120g，朱砂12g，虎杖500g，菜籽油或花生油5000ml。

（2）方法：以上诸药除冰片、朱砂研细末外，其他药物均放入油内浸泡24小时，然后用文火煎熬至麦冬变为褐黑色为度，滤去药渣，待油温降至60℃再投入冰片、朱砂搅匀，油凉后装瓶消毒备用。治疗时直接外搽患处。

（3）适应证：轻中度烧烫伤及浅表溃疡。

（4）出处：《广西中医药》，1985（3）：14-16.

10.生肌油

（1）处方：全蝎45只，蟾蜍7~10只，麻油1000g，鲜蛋黄500g。

（2）方法：以上方药共煎去渣，装瓶备用，用时配制成纱条。先用生理盐水或1：1000苯扎溴铵清洗处理创面上的脓性分泌物，再用浸有生肌油的纱布按创面的大小贴敷，行半暴露或包扎疗法。对无脓性分泌物的创面，一般不用换药即可治愈，对脓性分泌物较多的创面，每天换药1次至创面愈合为止。

（3）适应证：顽固性热毒型创面，如大面积烧伤残余创面。

（4）出处：《新编外科秘方大全》。

11.紫白油

（1）处方：紫草、白芷、忍冬藤、地榆各50g，大黄15g，冰片2.5g，麻油500g。

（2）方法：将上药（冰片除外）放入麻油内文火煮沸30分钟，过滤去渣，冷却后加冰片调匀即成。用前对创面进行清创，将药液纱布贴于创面。小面积四肢伤者多用包扎法，无感染者5~7日换药1次。对颜面部或大面积烧伤者，采用暴露疗法，外加灯烤，每日局部滴药。

（3）适应证：热毒型烧伤及慢性溃疡。

（4）出处：《辽宁中医杂志》，1987（4）：44.

12.复草油

（1）处方：龙胆草、黄连、黄柏各15g，生地黄、生地榆各20g，甘草、白芷、紫草、当归、五倍子、刘寄奴、白及各10g，麻油750g。

（2）方法：以上方药与麻油一并文武火煎至药枯，滤去药渣，装瓶备用。用时创面常规消毒，以洁净毛刷蘸油涂敷，每日数10次，创面见棕黄色痂皮后可减为每日5~6次。宜用暴露疗法。

（3）适应证：热毒型皮肤损伤，如烧伤、溃疡、湿疹等。

（4）出处：《中医药临床杂志》，1999（1）：57-58.

13. 虎杖液

（1）处方：虎杖30000g，黄柏、黄芪、冰片各1500g。

（2）方法：将冰片单研，其余药连续煎熬3次，每次煎2~3小时，然后过滤去渣，浓缩到30000ml左右，加入冰片，用玻璃瓶灌装，高压消毒，用时将药液直接涂于创面即可，每隔半小时涂1次。

（3）适应证：热毒型烧伤及复杂创面。

（4）出处：《河南中医》，1987，7（4）：28.

17. 儿茶汁

（1）处方：儿茶、黄芩、黄柏各100g，冰片30~50g，75%乙醇1000ml。

（2）方法：先将儿茶研成粉，然后与另3味药一起浸泡于75%乙醇中2~3天，过滤，装瓶，密封备用。用前先清洗创面，外涂1%达克罗宁液（总量不超过1g）止痛，2~3分钟后喷洒或搽本方药，早期每隔2~4小时喷洒或搽药液1次，并用烤灯或电吹风将创面干燥促使药痂形成。待药痂牢固后，每日喷洒或搽药液1~2次即可。若痂下有感染或积液，需清理引流，反复喷洒或搽药液以定痂。

（3）适应证：热毒型烧伤及感染性创面。

（4）出处：《中医药临床杂志》，1999（1）：57-58.

14. 青芝丹

（1）处方：鸡子白、菊叶汁、青黛各90g，滑石45g，黄柏末30g。

（2）方法：上方后3味研匀，以鸡子白、菊叶汁调成糊状，用时涂于患处。

（3）适应证：火伤创面热毒型。

（4）出处：《顾氏医经读本》。

15. 黄榆酊

（1）处方：黄柏、黄连各10g，地榆、细辛各9g，甘草6g，75%乙醇适量。

（2）方法：以上方药共研细末，浸入75%乙醇内（乙醇超过药粉一横指），密封48小时后，把浸出液用纱布过滤，挤干，装瓶备用。用药前先以0.1%呋喃西林液或0.1%雷夫诺尔冲洗烧伤创面，然后清除烧伤创面上的异物，如果有水疱，用消毒针将水疱内液体抽出，然后再用喉头喷雾器轻轻地把药液喷于创面上，采取暴露疗法。以后每1~2小时喷药1次，直至创面结痂愈合。如创面结痂后痂下有分泌物，可开窗引流。如分泌物多，可剪掉痂皮，用消毒棉球蘸取，再喷药治疗。

（3）适应证：热毒型烧伤、浅表感染之创面。

（4）出处：《中医药临床杂志》，1999（1）：57–58.

16.润肌膏

（1）处方：黄连、黄芩、黄柏、大黄、地榆炭、血余炭、玄参、天冬、天花粉、白芷、苦参、甘草各30g，穿心莲60g，丹皮、紫草各20g，红花15g，冰片10g，麻油2000g。

（2）方法：上药除冰片外浸入麻油文火煎至药物焦黄，滤渣，稍冷后放入冰片，搅拌均匀，高压消毒备用。用时先清创，把涂有一层薄薄润肌膏的无菌纱布紧贴于创面，取半暴露法并防受压，每日换药1次。

（3）适应证：热毒型烧伤、溃疡及干性皮肤损伤。

（4）出处：《中医药临床杂志》，1999（1）：57–58.

17.紫草膏

（1）处方：紫草、大黄各50g，马齿苋鲜草20g，千里光鲜草30g，白矾10g，冰片5g，凡士林适量。

（2）方法：取白矾、冰片合并研粉，过100目筛，得粉末备用。取马齿苋、千里光鲜草，洗净，晒干，与紫草、大黄合并研粉，过100目筛，备用。将上述两种粉末混合均匀，得紫草散。取凡士林7份、紫草散3份合并，充分搅拌制成软膏，分装储瓶备用。治疗时用生理盐水和0.2%氯己定或0.1%苯扎溴铵清洗创面，清除创面污物，有水疱者用无菌注射针头穿破水疱，保留疱皮，每日用紫草膏换药1次（初期药膏宜涂厚些，厚度约为0.15mm，后期药膏逐渐减薄，促进肉芽生长），直到创面愈合。如遇有痂皮破溃时，用干棉球擦干，每日换药1次即可。

（3）适应证：热毒型烧烫伤、感染性溃疡及湿疹皮炎。

（4）出处：《中医外治杂志》，2000（1）：50-51.

18.活络膏

（1）处方：乳香、没药、紫草、黄柏、白芷各20g，当归、生地黄各30g，冰片2g，麻油适量。

（2）方法：以上方药共研细末，用麻油适量调匀成糊状后，涂于创面。注意涂药前要求清创彻底，创面药液已干涸要及时涂抹，必要时配合全身疗法及应用抗生素。

（3）适应证：热毒血瘀型烧烫伤、感染性溃疡及外伤创面。

（4）出处：《中医药临床杂志》，1999（1）：57-58.

19.止痛膏

（1）处方：羊脂、猪脂、松脂各22.5g，蜡15g。

（2）方法：取猪脂、羊脂于铫子内，以肥松木节点火，煎三五沸，下松脂及蜡令熔，搅和，倾于新瓷器内。涂患处，每日2~3次。

（3）适应证：烧烫伤及浅表皮肤损伤、气阴两虚型。

（4）出处：《太平圣惠方》。

20.清凉膏

（1）处方：当归30g，紫草6g，大黄粉4.5g，麻油500g，黄蜡120~180g。

（2）方法：以麻油浸泡当归、紫草3日，再以微火熬至焦黄，离火，去渣滤油，入黄蜡加火化匀，待冷后加大黄粉搅匀成膏。外敷患处。

（3）适应证：烧烫伤、多形红斑及牛皮癣等热毒型皮肤病症。

（4）出处：《赵炳南临床经验集》。

21.桉黄煎剂

（1）处方：大叶桉叶2000g，黄芩1000g，薄荷（后下）500g，白及100g。

（2）方法：将上药洗净，适当捣碎，加水4000ml，放置锅内煮沸至300ml，取其液用4~6层纱布过滤2次，加适当的防腐剂，装瓶备用。使用时将本方药再煮沸1次，清除创面污物，用盐水冲洗，用0.2%苯扎溴铵消毒，将水疱抽液，但尽量保持皮肤完整，用2~4层无菌纱布浸上药液覆盖创面，外面再用无菌纱布包扎，每日换药1次。如果创面有感染时，可每日更换敷料2次。

（3）适应证：Ⅱ度烧烫伤、感染性溃疡及渗出性皮炎湿热瘀阻型。

（4）出处：《北京中医药》，1985（2）：49.

22.神效当归膏

（1）处方：当归、黄蜡各30g，麻油120g。

（2）方法：当归入麻油煎至焦黑，去渣，次入黄蜡，急搅之，放冷，入瓷盒内。用时摊于消毒纱布或纸帛上贴敷患处。

（3）适应证：烧烫伤初期及感染性创面气滞血瘀型。

（4）出处：《太平惠民和剂局方》。

23.乳没水蜜膏

（1）处方：乳香、没药各20g，冰片1g，生蜂蜜150ml。

（2）方法：以上方药共研细末，调成糊状，涂敷于受伤部位，每日1次。烧烫伤有水疱者，宜将水疱刺破一小孔排完水后，再搽涂。

（3）适应证：浅Ⅱ度烧烫伤、感染性溃疡及创伤性皮肤损伤气滞血瘀型。

（4）出处：《常见外科病中医外治妙法经典荟萃》。

24.紫黄獾油膏

（1）处方：獾油1000g，紫草、大黄、黄柏各50g，地榆30g，珍珠粉15g，冰片10g。

（2）方法：先将獾油置锅内，加热熬沸后将大黄、黄柏、地榆倾入锅内熬至药枯，将药渣滤出，再入紫草炸枯，药液过滤后离火冷却，加入冰片、珍珠粉（均研细末），徐徐加入，不断搅拌，冷却成膏备用。暴露烧烫伤部位，以生理盐水及0.1%苯扎溴铵清洗消毒，然后清理水疱壁并暴露创面，将药膏均匀涂敷在创面上，全部采用暴露疗法。最初5日每日换药1次，以后隔日换药1次至痊愈。

（3）适应证：Ⅱ度烧烫伤及感染性溃疡湿热型。

（4）出处：《中医外治杂志》，2001（1）：51.

第三节　冻疮

冻疮是指、趾、耳、鼻等暴露部位受低温影响，出现紫斑、水肿、炎症反应等病变者。本病易在寒冷季节发病，温暖季节好转，每届冬寒，老疤处易于复发。儿童、妇女、久坐不动者、周围血液循环不良者易患此病。临床上根据病情轻重可分为Ⅰ度（红斑型）、Ⅱ度（水疱型）、Ⅲ度（坏死型）冻疮。本病一般属中医学"冻疮""冻烂疮""冻风"等范畴。

本节选介实效经典外治妙法，以供临床参考选用。

（一）中药外治妙法

1.甘辛煎

（1）处方：甘草120g，细辛15g。

（2）方法：以上方药加水500ml，煮沸后用文火煎煮20分钟，置温备用。治疗时用干净纱布蘸药液温洗患处，每次20分钟以上，每日2~3次。洗后注意患处保温，每剂药物可反复煮沸使用2~3日。

（3）适应证：寒热错杂型黏膜溃疡、皮肤疮疡及冻疮。

（4）出处：《中国中医药科技》，2002（2）：128.

2.硝黄散

（1）处方：芒硝、黄柏各适量。凡未溃破者，芒硝用量大于黄柏1倍；已溃破者，黄柏用量大于芒硝1倍。

（2）方法：两药共研极细末，用时以冰水或雪水（冷开水欠佳）调敷患处，每日1次。局部症状轻微者，可按未溃破者用药比例，用药水外洗患处。

（3）适应证：冻疮未溃与已溃。

（4）出处：《临床军医杂志》，2002（3）：105-106.

3.冻疮膏

（1）处方：生大黄粉50g，冰片5g，凡士林100g。

（2）方法：先将凡士林加热再与上二药调匀。

（3）适应证：冻疮未溃。

（4）出处：《江苏医药》，1977（2）：33.

4.防冻膏

（1）处方：红尖辣椒12g，红花20g，三七25g，肉桂、干姜各30g，细辛15g，当归、樟脑各50g，红参60g，麻油750g，黄蜡180g。

（2）方法：先把前7味药纳入麻油内浸3日，文火炸至焦黄微枯，滤出药油去渣。取药油微火加热至约100℃时入黄蜡化尽，然后将药油离火，用桑树枝边搅边下入研好的极细樟脑末和红参末，冷却后将药膏挖出，反复调匀，以色大口瓶收储备用。使用时取药膏少许涂擦原冻伤部位，用手掌轻轻按摩至局部发热潮红。每日3~5次，并注意保暖，直到天气变暖为止。

（3）适应证：寒凝血瘀型冻疮未溃与已溃。

（4）出处：《中医外治杂志》，2001（3）：15.

5.黄柏膏

（1）处方：黄柏末、白蔹末各30g，白及15g，生芝麻（杵烂）45g，萝卜1棵，酒100ml。

（2）方法：以上前4味药同研匀细，将萝卜蒸熟，与酒一并杵烂成膏。每用少许，先以童便清洗患处，后以药涂之。

（3）适应证：湿热瘀阻型冻疮未溃与已溃。

（4）出处：《小儿卫生总微方论》。

6.沃雪膏

（1）处方：麻油（或清油）2500g，黄蜡120g，松香90g。

（2）方法：先将麻油（或清油）熬开去油沫，待油炼老后入松香化开，离火后加黄蜡搅匀，冷却后装盒备用。用时轻搽患处。

（3）适应证：皮肤皲裂、冻疮未溃及轻度烫伤气滞血瘀型。

（4）出处：《常见外科病中医外治妙法经典荟萃》。

7.马勃膏

（1）处方：马勃20g，凡士林80g。

（2）方法：将马勃研末、高压消毒后，用凡士林调成油膏。贴敷患处。

（3）适应证：冻疮溃烂、褥疮、外伤出血及慢性溃疡血瘀型。

（4）出处：《中国中药杂志》，1983（6）：39.

8.冻疮酒

（1）处方：当归60g，红花、辣椒各30g，细辛、樟脑、肉桂各15g，白酒1500g。

（2）方法：以上方药共杵成末，入白酒内浸泡1周备用。冬季用此酒每日涂搽易生冻疮处，每日3次。冻疮酒亦可预防冻疮。冻疮已破溃者不宜用。

（3）适应证：未溃冻疮寒湿阴络型。

（4）出处：《文琢之中医外科经验论集》。

9.桂苏酒

（1）处方：桂枝、苏木各100g，细辛、艾叶、生姜、当归、花椒各60g，辣椒6枚，樟脑粉30g，75%乙醇（白酒亦可）3000ml。

（2）方法：将上药装入玻璃瓶内，加入75%乙醇（白酒亦可）3000ml，密封，浸泡7日以上。用时以药棉蘸药反复揉搽患处，每日3次。如用水煎洗可去樟脑粉，破溃者去辣椒。入冬时搽本方可预防冻疮发生。

（3）适应证：寒凝血瘀型冻疮未溃与已溃。

（4）出处：《陕西中医》，1988（12）：559.

10.红灵酒

（1）处方：当归、肉桂各60g，红花、花椒、干姜各30g，樟脑、细辛各15g，95%乙醇1000ml。

（2）方法：上药一并放入瓶内，浸泡7日后去渣备用。用时以纱布蘸药酒揉搽或直接涂于患处。

（3）适应证：未溃冻疮、脱疽溃烂及寒湿痹痛。

（4）出处：《中医外科学讲义》。

11.冻疮酊

（1）处方：黄柏、桂枝各30g，当归、干姜各25g，红花、冰片各5g，干尖辣椒10个。

（2）方法：以上方药装入瓶中，然后加入95%乙醇500ml，密封，浸泡15~20日，去渣。用时将患处以温水洗净，用消毒棉球蘸药水涂搽，每日2~3次。入冬时搽本方可预防冻疮的发生。

（3）适应证：寒凝血瘀型未溃冻疮及易感人群的冬季预防。

（4）出处：《中国民间疗法》，1994（1）：37.

12.芫花酊

（1）处方：芫花6g，红花3g，75%乙醇100ml。

（2）方法：将2味药同浸入75%乙醇中1~2周后，过滤去渣备用。用时以药液涂搽患处。每日多次。

（3）适应证：未溃冻疮及寒湿瘀滞型皮肤病症。

（4）出处：《中医杂志》，1991（8）：34.

13.樟辣酊

（1）处方：辣椒酊5ml，樟脑3g，甘油15ml，95%乙醇适量。

（2）方法：上药前3味放入瓶内，加乙醇至100ml。用时以棉花或纱布蘸药酒轻轻揉擦患处。

（3）适应证：冻疮未溃期的红肿、瘙痒及预防复发、寒湿瘀阻型。

（4）出处：《中医皮肤病学简编》。

14.中药冻疮膏

（1）处方：防风500g，桂枝1000g，桃仁1000g，赤芍1000g，鲜蚕豆叶茎6500g。

（2）方法：先将上药煎煮三次，合并煎出液并浓缩10倍。再将浓缩液1000g，凡士林5000g，羊毛脂500g，液状石蜡50ml，制成浓度均匀，稠度适宜，成为易于涂布的、暗红色软膏。装瓶备用。治疗时用棉签蘸药液涂擦患处，每日数次。

（3）适应证：未溃冻疮、寒湿痹痛及外伤瘀肿寒凝血瘀型。

（4）出处：《皖南医学院学报》，1988（4）：274.

15. 山楂细辛膏

（1）处方：成熟的北山楂若干枚（据冻疮面积大小而定），用炭火烧烂，捣如泥状；细辛2g，研成细末，合于山楂泥中。

（2）方法：上药摊布于敷料上，贴于患处，每日换药1次。

（3）适应证：寒凝血瘀型未溃冻疮的红肿、瘙痒及冷痛。

（4）出处：《四川中医》，1990（10）：48.

16. 复方当归膏

（1）处方：Ⅰ号方为当归浸膏（当归切碎水浸渍48小时后，煎熬30分钟过滤，反复3~4次，收集滤液，60℃以下蒸发至稠膏状）、干姜粉、羊毛脂各20g，薄荷脑0.5g，甘油10g，凡士林29.5g。取当归浸膏、凡士林、羊毛脂置容器中，水浴加热溶化，冷凝前加姜粉、薄荷脑（研细末）搅匀即成。Ⅱ号方为当归浸膏、血竭各10g，硼酸2g，鱼肝油15g，桉油3g，凡士林、羊毛脂各30g。取当归浸膏、鱼肝油、桉油、凡士林、羊毛脂置容器中，水浴加热溶化，冷凝前加血竭、硼酸（共研细末）搅匀即成。

（2）方法：红斑、水疱期者，用温水洗净患部，擦干后涂上Ⅰ号方，轻轻擦；糜烂期并感染者用温开水洗去脓液，涂上Ⅱ号方。二者均每日2~3次。治疗时应注意局部保暖，水疱一般不需穿破放水，用药3~5天可自行吸收。

（3）适应证：未溃冻疮的红肿水疱及已溃期的糜烂感染（湿瘀阻滞型）。

（4）出处：《中国实用医刊》，1985（1）：35.

17. 冻伤膏

（1）处方：防己60g，白蜡90g，当归30g，甘油300ml，桂枝30g，液状石蜡200ml，紫草30g，羊毛脂30g，虎杖30g，三乙醇胺30ml，赤芍20g，对羟基苯甲酸乙酯1.7g，白蔹30g，香精适量，硬脂酸150g。

（2）方法：称取防己60g，当归、桂枝、紫草、虎杖、白蔹各30g，赤芍20g，煮沸后文火煎半小时以上，合并煎煮液，滤过。将中草药液、甘油与三乙醇胺混合得水相，将硬脂酸、白蜡、液状石蜡、羊毛脂加热熔化得油相。将水、油相加热至同温（约80℃），然后将油相加入水相，或将水相加入油相，混合搅拌，乳化均匀。每日涂擦数次于患处。

（3）适应证：冻疮、皮肤溃疡（气滞血瘀型）。

（4）出处：《中国医院药学杂志》，1990（7）：40–41.

（二）针灸妙法

1. 毫针法

（1）取穴：以冻疮局部为主；手部冻疮者配合谷、后溪、中渚，足部冻疮者配行间、内庭、足临泣、申脉，全身冻伤者配大椎、人中、涌泉，阳虚者加命门、关元，寒侵血滞者加委中、肾俞。

（2）操作：常规消毒后，先以毫针在冻疮周围进行点刺，其他穴位用平补平泻法，留针30分钟，每日1次。

（3）适应证：局部冻疮（未溃破或轻度溃疡）。

（4）出处：《人民军医》，1965（12）：42–43.

2. 电针法

（1）取穴：病变局部穴位2~3个，阿是穴1~2个，另辅以子午流注纳甲法所开当日即时之穴。

（2）操作：局部常规消毒后，取28号1.5寸毫针快速刺入穴位，酸胀感越重越佳。阿是穴宜沿皮损部向基底层斜刺或平刺0.5~1.2寸。用上海G6805–I型电针治疗仪，接好后调节脉冲电流、输出强度及输出频率，三种波型交替使用，但以疏密波为主，输出强度以患者能耐受为度。每日1次，每次30分钟。

（3）适应证：I–II度冻疮，慢性复发性冻疮（阳虚血瘀型）。

（4）出处：《陕西中医》，1997（12）：559.

3. 温针法

（1）取穴：面部取四白、下关、颧髎、颊车、完骨，手部取合谷、阳池、中渚、外关，足部取公孙、解溪、通谷、侠溪、陷谷。

（2）操作：常规消毒，用毫针快速针刺，得气后在针柄上置艾段，点燃行温针灸，每次30分钟，每日1次。

（3）适应证：未溃型冻疮。

（4）出处：《人民军医》，1965（12）：42-43.

4.耳压法

（1）取穴：肺、前列腺、肾上腺、面颊、手指、足趾、足跟及毛细血管、中小动脉（经验穴，位于耳背后听穴旁上下相邻两点）。

（2）操作：耳郭常规消毒，以王不留行贴压。为增强疗效，双侧取穴。留埋期间嘱患者每日用手按压贴压处3次，每次5分钟，于饭后半小时进行。每3日更换1次，5次为1个疗程。

（3）适应证：未溃型及慢性复发性冻疮。

（4）出处：《中国临床医生杂志》，2001（11）：61.

5.皮肤针法

（1）取穴：合谷、曲池、委中、丘墟、阿是穴。

（2）操作：局部常规消毒后，用中等刺激叩刺肿胀部位，挤出少量瘀血。再轻刺激叩刺四肢部1~2个穴位，至皮肤潮红为度。每日1次，3次为1个疗程。

（3）适应证：未溃型及轻度溃疡型冻疮。

（4）出处：《新疆中医药》，2024，42（3）：101-103.

6.耳背放血法

（1）定位：患者双侧耳背近耳轮处明显的静脉血管1根处。

（2）操作：局部揉搓数分钟后，使其充血。常规消毒后，用左手拇指、食指将耳背拉平，中指顶于下，右手持消毒好的三棱针，或7号注射针头，用针直刺或斜刺静脉显露处，深度以出血为准，让血自然流出10~20滴。若血流过少者可轻轻挤压静脉周围，以达到要求。然后用乙醇棉球压迫止血，不必包扎。患处忌水浸入，以防感染。1次未愈者，间隔5~7日再做第2次。

（3）适应证：未溃型冻疮。

（4）出处：《陕西中医》，1986（12）：551.

7.隔姜灸治法

（1）定位：病变局部。

（2）操作：视冻疮大小，将生姜切成约2mm的薄片，置于创面上，再将艾绒做成小指腹大小的艾炷，安放于生姜片上施灸；当患者感到灼痛时，医生可用手来回移动生姜片（不离开创面）。每处灸3~5壮，每日1次。

（3）适应证：未溃型及慢性复发性冻疮

（4）出处：《中国针灸》，1992（6）：9–10.